JN127093

TMGあさか医療センター血液内科
渡邉純一

検査値とCQでわかる
非専門医のための
血液疾患ワークブック

中外医学社

緒　言

TMGあさか医療センター 血液内科の渡邉です．この度7冊目の本を執筆させていただきました．

私は『血液内科　ただいま診断中!』という本を最初に執筆させていただきました．この本は若い専門医から非専門医までが使えるようにと考えて執筆したのですが，専門医が使える本にすると細かい内容を記載せざるを得なくなります．インターネット上で評価を確認すると，非専門医には高度な内容とされておりました．

その後，何回か一般内科医・開業医の先生向けのセミナーなどで講演をさせていただいたのですが，一般内科や開業医の先生には症例ベースで解説をした講演でわかりやすいという評価をいただきました．

この本は血液内科以外の先生に向けて書いた最初の本になります．内容は私の考えですが，血液検査を見る可能性のあるすべての臨床医に知っていただきたいポイントを項目ごとに記載しました．

この本は「ほぼすべての症例」で「同じ血液検査」の内容にしています．一般的な病院であれば1時間程度で出るであろう「血算・生化学・凝固検査」で何を疑い，どこを見て血液内科に紹介するかを書いたつもりです．

開業医では網状赤血球は測れないという話もあるかと思いますので，その場合はどうすればよいかなど，私が多くの先生と共有したいポイントも書き記しております．

内容もそれほど深くなく，ポイントがどこにあるのかを確認するための症例とClinical Questionで構成されております．一度目を通していただき，該当する患者が来たときに「本章のまとめ」とそれぞれに症例を確認してもらえれば，大きな失敗はなく血液疾患とその疑いの患者の対応ができると思います．

この本が多くの臨床医の先生と診療されている患者さんの役に立つことを祈念しております．

2023年1月

渡邉純一

目次

COLUMN

検査値とCQでわかる
非専門医のための血液疾患ワークブック

CHAPTER 01:

貧血の鑑別にエリスロポエチンを使う

貧血の鑑別疾患は多岐にわたり，出血直後の出血性貧血や溶血性貧血などの造血亢進型の貧血や造血不全の疾患などがある．

造血不全の疾患のうち外来で多い疾患として腎性貧血，骨髄異形成症候群（MDS）があり，鑑別の中で重要なものとして赤芽球癆や再生不良性貧血がある．

専門医は診断をつけるために骨髄検査などを行っていくが，その前にある程度当たりをつけることが可能かは重要な点である．

この「当たりをつける」のに有用な検査としてエリスロポエチン（EPO）がある．

EPO は腎性貧血であれば一般的には低値であり，貧血の割に低値というのも含め「3～100mIU/mL（基準値 4.2～23.7mIU/mL）」であれば腎性貧血を疑い，エリスロポエチン製剤（ESA）の使用を検討する．

「100～500mIU/L」であれば多くの場合は，MDS などの疾患（造血器悪性腫瘍があり，それにより造血障害が起きている）の可能性が高い．

EPO 値が 1000mIU/mL を超えている場合はほとんどの場合は赤芽球癆・再生不良性貧血のどちらかである．少なくとも筆者は約 20 年の間に他の疾患はみたことがない．

ぜひ，貧血の鑑別に困ったとき，一度 EPO を測ることをおすすめしたい．

症例1 80代・男性

【主　訴】貧血精査
【現病歴】近医で高血圧・脂質異常症などで内服治療中の患者．採血で貧血を認め，鉄剤を処方したが改善がなく，精査のため紹介．
【既往歴】高血圧・脂質異常症

血液検査

血算		生化学			
WBC	6500 /μL	TP	6.7 g/dL	CRP	0.20 mg/dL
Hb	7.2 g/dL	Alb	3.2 g/dL	フェリチン	46.3 μg/dL
MCV	92.9 fL	T-Bil	0.2 mg/dL		
PLT	19.8×10^4 /μL	AST	22 U/L		
Ret	12.7 ‰	ALT	26 U/L		
		LDH	153 U/L		
Neutro	64.5 %	γ-GTP	10 U/L		
Eosino	0.6 %	BUN	29.2 mg/dL		
Baso	0.5 %	Cre	1.24 mg/dL		
Mono	3.5 %	尿酸	6.2 mg/dL		
Lymph	30.9 %				

CQ1: ポイントとなる検査結果はどれか？

CQ2: EPO 44.7mIU/mL（4.2～23.7）であった．その後の対応として正しいものは？

JCOPY 498-22542

CQ1: アンサー

正球性貧血で，白血球・血小板は正常値である.

白血球分画も機械カウントで大きな異常はない.

LDH が正常範囲，腎機能が軽度低下．特に高齢であるにもかかわらず筋肉の老廃物であるクレアチニンが高い.

CQ2: アンサー

ESA の投与

その後の臨床経過

ESA 開始後，正球性貧血は改善し Hb 11g/dL まで上昇した.

MDS の貧血の診断基準は Hb 10g/dL のため，通常量の ESA のみで Hb 10g/dL 以上を維持できることから腎性貧血と診断した．以後は近医で継続治療している.

例外 検査データ

血算		生化学			
WBC	8500 /μL	TP	6.2 g/dL	CRP	0.90 mg/dL
Hb	7.7 g/dL	Alb	3.6 g/dL	フェリチン	26.3 μg/dL
MCV	92.9 fL	T-Bil	0.6 mg/dL		
PLT	17.8×10^4 /μL	AST	24 U/L	EPO	34.7 mIU/mL
Ret	19.7 ‰	ALT	21 U/L		(4.2-23.7)
		LDH	253 U/L		
Neutro	84.7 %	γ-GTP	20 U/L		
Eosino	0.6 %	BUN	18.2 mg/dL		
Baso	0.5 %	Cre	1.04 mg/dL		
Mono	3.5 %	尿酸	7.2 mg/dL		
Lymph	10.7 %				

正球性貧血で EPO も低い．しかし，よく見ると好中球の割合が高く，LDH も高値である．腎性貧血の除外のため，ESA を開始したが，貧血の改善がなく，骨髄穿刺を施行．3 系統の異形成を認め，MDS と診断した．治療介入はネスプ® 240μg/ 週を使用し，Hb 11g/dL まで改善している.

➡ ESA で改善がない場合は血液内科へ

症例2 70代・男性

【主　訴】貧血精査
【現病歴】スーパーで買い物中にふらつきがあり，立位不能になり救急搬送．貧血を認め，精査のため入院となった．食事はある程度食べており，アルコールは飲むが食事なしで飲むようなことはない．
【既往歴】結核　軽度認知機能低下

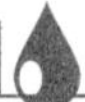

血液検査

血算		生化学			
WBC	3100 /μL	TP	4.1 g/dL	CRP	0.71 mg/dL
Hb	6.7 g/dL	Alb	2.2 g/dL		
MCV	121.9 fL	T-Bil	0.6 mg/dL		
PLT	19.8×10⁴ /μL	AST	21 U/L		
Ret	28.7 ‰	ALT	8 U/L		
		LDH	252 U/L		
Neutro	52.0 %	γ-GTP	53 U/L		
Eosino	0.6 %	BUN	6.2 mg/dL		
Baso	0.3 %	Cre	0.64 mg/dL		
Mono	10.6 %	尿酸	4.2 mg/dL		
Lymph	36.5 %				

CQ1: 本症例は大球性貧血だが鑑別に有用なデータはどれか？

CQ2: 追加の検査結果を示す．鑑別として考えやすい疾患はどれか？

フェリチン	84.2 μg/dL
$Vit.B_{12}$	753 pg/mL
葉酸	4.0 ng/mL
EPO	257.9 mIU/mL（4.2～23.7）

CQ1: アンサー

MCV 120 fL の大球性貧血だが，LDH は 250U/L と軽度上昇にとどまり，血球減少も貧血と軽度の好中球減少にとどまる．一般的にはビタミン B_{12} 欠乏性貧血は考えにくい．葉酸欠乏については病歴で偏食や大酒家ではない．

好中球 1500/μL と好中球減少を認め，貧血単独ではないことから腎性貧血よりは血液疾患を疑うデータである．

CQ2: アンサー

EPO 値が 250mIU/mL と上昇しており，腎性貧血ではない．EPO が高いにもかかわらず貧血があることから，血液疾患を疑う必要がある．

その後の臨床経過

上記のデータより MDS を疑い，骨髄穿刺・生検を施行した．赤血球系，巨核球系の異形成を認め，MDS と確定診断した．染色体異常はなく，低リスク MDS と診断．EPO 500mIU/mL 未満であり，ネスプ® 240μg/ 週の投与を開始した．1 ヶ月後には Hb 10g/dL を超え，貧血症状は消失した．

COLUMN
エリスロポエチン

エリスロポエチン（EPO）は腎臓の尿細管間質細胞で産生され，骨髄の赤芽球系前駆細胞に作用して赤血球への分化と増殖を刺激します．EPO は後述する JAK2 を活性化しますが，JAK2 遺伝子の異常で造血が恒常的に活性化すると骨髄増殖性腫瘍が発生します．EPO は貧血の診断だけでなく，多血症の診断でも役に立ちます．まず，貧血の割に低いのかどうか．EPO が 100 を超えているのであれば低いということはありませんが，貧血があるのに正常値なのは明らかにおかしいです．多血症で EPO 低値は真性赤血球増加症を，軽度高値であれば二次性を，高値であれば EPO 産生腫瘍などを考えて精査します．

症例3 80代・女性

【主　訴】貧血精査

【現病歴】高血圧・脂質異常症の診断で近医にて内服治療を行っていた患者．階段や坂道での呼吸困難の訴えがあり，採血にて高度貧血を認めたため，精査のため紹介された．症状は数ヶ月で進行した．

【既往歴】高血圧・脂質異常症

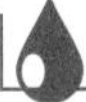

血液検査

血算		生化学			
WBC	4100 /μL	TP	6.5 g/dL	CRP	0.55 mg/dL
Hb	5.4 g/dL	Alb	4.2 g/dL		
MCV	120.4 fL	T-Bil	0.5 mg/dL		
PLT	26.8×10^4 /μL	AST	15 U/L		
Ret	4.7 ‰	ALT	11 U/L		
		LDH	209 U/L		
Neutro	63.5 %	γ-GTP	10 U/L		
Eosino	0.8 %	BUN	15.5 mg/dL		
Baso	0.5 %	Cre	0.78 mg/dL		
Mono	7.5 %	尿酸	5.2 mg/dL		
Lymph	27.7 %				

CQ1: 検査データで重要なものはどれか？

CQ2: 追加の検査結果を示す．疑われる疾患は何か？

フェリチン	43.6 μg/dL
Vit.B_{12}	841 pg/mL
葉酸	4.4 ng/mL
エリスロポエチン	1750.5 mIU/mL（4.2〜23.7）

CQ3: 貧血の進行前に HbA1c 5.8％で血糖値も 100mg/dL 前後であった．
血糖値が 100mg/dL で変わらないとすれば，本患者の HbA1c の採血時の値はどの程度になっていると考えられるか？

JCOPY 498-22542

CQ1: アンサー

大球性貧血であるが，網状赤血球が4.7‰と低値である．実数としては2000〜3000/μL程度であった．造血不全の疾患を強く疑うデータである．

LDHは正常値であり，好中球1800/μL以上，血小板10万/μL以上と他の血球も正常である．LDHが低いことからビタミンB_{12}欠乏性貧血は積極的に疑えない．MDSの可能性は否定できない．

CQ2: アンサー

検査データからはEPOが異常高値であり，再生不良性貧血や赤芽球癆を疑う．再生不良性貧血は2系統以上の血球減少を認めるため，赤芽球癆が疑われる．

CQ3: アンサー

HbA1cは赤血球寿命が120日で，それに見合った造血があることが前提になる．輸血や抗がん剤治療などでもデータに差が生じる．今回は新しい血球が造られていないため，古い血球が多くなることから「血糖値に比較してHbA1cは高値になる」．

網状赤血球が測れない場合，血糖値とHbA1cをみることで網状赤血球の産生を推測可能である．

本症例の場合，前医の数日前のデータでHbA1cは7.5%と上昇していた．

その後の臨床経過

造血不全の疾患を疑い，骨髄穿刺・生検を施行．赤芽球系細胞は1〜2%と著減しており，赤芽球癆と診断した．シクロスポリン開始によりHbは10g/dLまで改善し，2ヶ月ごとの通院治療を行っている．

本章のまとめ

◆**貧血があり鑑別に困ったときにEPOを測ってみる**
- 貧血があってEPO 100未満ならESAを実施してみる
- EPOが100〜500なら血液疾患の何か（MDSなど）を考える
- EPOが1000以上なら再生不良性貧血や赤芽球癆を疑う

◆**網状赤血球が測れない場合**
- HbA1cが急に上昇し，血糖値に変化がない場合は造血不全を疑う
- HbA1cが急に低下し，血糖値に変化がない場合は出血か溶血を疑う

COLUMN

網状赤血球

網状赤血球は赤血球が成熟赤血球になる最終段階のもので，脱核して24〜48時間後の赤血球になります．赤血球寿命は120日ですので，血液中には1〜2％存在します．網状赤血球をみる意味は，本文中にもありますが，造血できるのかどうかを知ることができることです．抗がん剤の後の骨髄回復を単球とあわせて知ることができますし，鉄剤を投与して1週間後に網状赤血球が増えてくれば「効果あり」と判定できます．本文中にもありますが，骨髄の中から末梢血に出るまで1週間かかりますので，急性期の出血では上昇していないこともあります．

CHAPTER 02:

出血性貧血と出血量・タイミングについて考察する

出血性貧血で重要なことは出血量と期間である．

出血が大量かつ短期間にあれば，貧血が進む前に血圧低下・ショック状態になる．ショックにならなくとも貧血のデータは血液が「希釈され，均一化」されるまでの時間が必要なため，高めに出てくる．

期間の重要性はもう一つある．網状赤血球数が溶血や出血性貧血の判断に重要とこれまで執筆した本や講演・セミナーなどで話をしてきた．網状赤血球をまず測ることは貧血の診断に対して重要である．しかし，一つだけ覚えてほしいことがある．

赤血球は骨髄の中から成熟して血液中に出てくるまで 1 週間必要である．具体的には 1 つの前駆細胞は 1 週間かけて 32 個の赤血球になる．そのため出血から 1 週間経過していない急性出血では網状赤血球は増加していない．溶血も同様である．

出血が 1～2 週間以上持続すると網状赤血球が増加してくる．しかし，まだフェリチンの低下はなく，小球性貧血にはなっていない．網状赤血球増加とフェリチン正常であれば出血期間は 1 週間以上経過していて，比較的急性の出血と考える必要がある．

さらに長期間の出血が持続し，ゆっくりと鉄の消失が進むとフェリチンが低下し，小球性貧血になる．この段階で「鉄欠乏性貧血」という病名になるわけである．

なお，鉄剤を含めた貧血を改善する薬剤の反応は上記理由につき 1 週間必要である．鉄剤を開始して 1 週間後に「貧血の改善がない」という理由で紹介されたことがあるが，せめて 2 週間続けるとよいのではないかと考える．

症例1 70代・女性

【主　訴】汎血球減少精査
【現病歴】シェーグレン症候群，心不全の診断で他院にて診療中の患者で急激な貧血の進行があり，上部・下部内視鏡検査を行ったが出血源が確認できず．輸血を6単位行ったが貧血の改善がなく，2系統の血球減少があるため精査のため紹介受診．前医の血液検査では網状赤血球の増加はなかった．
【既往歴】シェーグレン症候群：無治療経過観察
心不全・心房細動：内服治療中

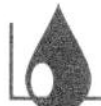

血液検査

血算		生化学			
WBC	2900 /μL	TP	6.8 g/dL	CRP	0.10 mg/dL
Hb	7.6 g/dL	Alb	3.6 g/dL		
MCV	104.5 fL	T-Bil	0.5 mg/dL	Fe	15 μg/dL
PLT	19.4×10^4 /μL	AST	16 U/L	TIBC	364 μg/dL
Ret	59.1 ‰	ALT	8 U/L	フェリチン	40.5 μg/dL
		LDH	153 U/L		
Neutro	73.7 %	γ-GTP	26 U/L	HbA1c	3.6 %
Eosino	5.5 %	BUN	19.2 mg/dL	Glu	105 mg/dL
Baso	1.4 %	Cre	0.84 mg/dL		
Mono	6.6 %	尿酸	6.2 mg/dL		
Lymph	12.8 %				

CQ1: 本症例は急激な貧血の進行を認めているが，出血や溶血を示唆する検査データ・病歴は何か？

CQ2: 網状赤血球の増加を認めている（実数でも10万/μL以上）が，それ以外に造血亢進を示唆するデータはどれか？

CQ3: 比較的急性期の出血を示唆するデータはどれか？上記データが輸血なしで生じたものと仮定して考えよ．

JCOPY 498-22542

CQ1: アンサー

病歴として輸血を6単位行っても貧血の改善がない（2単位で1.3g/dL程度上昇するはずであり，4g/dLの上昇を見込める）.

網状赤血球増加とフェリチン正常.

CQ2: アンサー

Glu 105mg/dLに対してHbA1c 3.6%（輸血でHbA1c 5～6%前後のものが入ってきていると仮定して）も低い. 出血などにより新しい赤血球が急速に増えていることを示す.

CQ3: アンサー

輸血により鉄分が静脈内に点滴されているのと同様にフェリチンは上昇するので，この仮定を提示した.

網状赤血球が増加し，フェリチンが正常ということは1週間以上経過し，鉄の貯蓄を使い切るほどの長時間の出血ではないことを示している.

その後の臨床経過

総ビリルビン正常，LDH正常，ハプトグロビンも正常であり，クームス試験は陰性であった. 溶血性貧血ではなく，出血性貧血と判断した. 入院精査中に下血を認め，上行結腸に毛細血管拡張を認め，そこからの出血を認めた. 以後は消化器内科で精査加療の方針となった.

最終診断: Osler病による毛細血管拡張からの出血

COLUMN
血液内科と膠原病内科の連携

ともに内科系の中では積極的な薬物治療を行う診療科ですが，白血球減少がシェーグレン症候群やSLEだったり，メトトレキサート（MTX）を使用していたMTX関連リンパ増殖性疾患が起きたり，持ちつ持たれつの関係と思っております.

症例2 40代・男性

【主　訴】貧血精査

【現病歴】糖尿病の診断にて近医で外来治療中の患者．前日の仕事中に立ちくらみを感じたため，かかりつけ医を受診．採血でHb 17g/dLであったものが12g/dLまで低下していたため，貧血精査のため紹介となった．HbA1cは7.0%前後で推移していた．

やや肥満体で，便の色などは確認していない．腹痛の訴えはないが，食欲はない．

【既往歴】糖尿病

 血液検査

血算		生化学			
WBC	5200 /μL	TP	6.9 g/dL	CRP	1.10 mg/dL
Hb	12.4 g/dL	Alb	3.9 g/dL		
MCV	87.5 fL	T-Bil	0.5 mg/dL	HbA1c	7.2 %
PLT	20.9×10^4 /μL	AST	17 U/L	Glu	135 mg/dL
Ret	19.1 ‰	ALT	18 U/L		
		LDH	213 U/L		
Neutro	49.0 %	γ-GTP	34 U/L		
Eosino	4.0 %	BUN	23.2 mg/dL		
Baso	0.0 %	Cre	0.84 mg/dL		
Mono	14.0 %	尿酸	7.2 mg/dL		
Lymph	33.0 %				

CQ1: 前医のデータがない場合，どのように貧血の鑑別を進めるか？

CQ2: 急激に症状が出現し，前医の採血で貧血の進行を確認できるが，この場合どのように精査を進めるか？

CQ3: 本症例はイベント発生からどの程度の日数が経過していると思われるか？

CQ1: アンサー

正球性貧血であり，網状赤血球数は正常である．一般的には造血障害の発症の可能性を考えるのが 1 つである．しかし，この場合は貧血の進行はゆっくりであり，症状が出ることは少ない．年齢が若いこととあわせて出血性貧血は鑑別にあがる．溶血性貧血の可能性はあるが，溶血を示唆するデータが全て陰性であり，溶血よりは出血を考えるべき患者である．

CQ2: アンサー

前医のデータで Hb 17g/dL 前後で推移していた患者であり，貧血の進行にあわせて HbA1c の動きがなく，網状赤血球の増加もない．前日に症状が出現したことからも消化管出血は鑑別にあげる必要がある．吐血などはないが急性の消化管出血が疑われるので，内視鏡検査を速やかに実施するべきである．

CQ3: アンサー

発症日が推測されるので，2〜3 日程度と思われる．血液検査結果から推測するのであれば網状赤血球の増加がなく，HbA1c も変化がないことから 7 日以内の急性出血．貧血が進行し，アルブミンなども少し下がっていることから希釈される時間があるため，24 日時間以上は経過している．

その後の臨床経過

経過から消化管出血を疑い精査を開始した．年齢，急激な出血が疑われることから上部消化管内視鏡検査を施行し，十二指腸潰瘍を確認した．プロトンポンプ阻害薬を開始し，十二指腸潰瘍は改善した．以後は，貧血は改善し，紹介元での治療を継続している．

症例3 70代・女性

【主　訴】貧血精査
【現病歴】2ヶ月前に股関節痛を主訴に整形外科を受診．変形性股関節症の診断で手術の方針となった．それまでの間，セレコキシブの内服が行われていた．整形外科入院時に軽度の小球性貧血があった．術後に貧血の進行を認めたため，精査のため紹介．
【既往歴】高血圧

血液検査

血算		生化学			
WBC	8000 /μL	TP	6.2 g/dL	CRP	0.42 mg/dL
Hb	6.6 g/dL	Alb	3.6 g/dL		
MCV	72.5 fL	T-Bil	0.5 mg/dL		
PLT	49.7×10^4 /μL	AST	28 U/L		
Ret	19.1 ‰	ALT	24 U/L		
		LDH	196 U/L		
Neutro	65.7 %	γ-GTP	12 U/L		
Eosino	1.6 %	BUN	31.2 mg/dL		
Baso	0.1 %	Cre	0.94 mg/dL		
Mono	4.7 %	尿酸	5.2 mg/dL		
Lymph	27.9 %				

CQ1: 貧血の診断として最も疑わしいものは何か？
その理由と，診断のために追加すべき検査は何か？

CQ2: 鉄代謝マーカーを示す．次に行うべき検査は何か？

Fe	8 μg/dL
TIBC	474 μg/dL
フェリチン	6.5 μg/dL

JCOPY 498-22542

CQ1: アンサー

鉄欠乏性貧血．小球性貧血であり，血小板の増加も認めている．網状赤血球の増加はなく，体内の鉄が不足していることを示している．血小板増加は一般的には鉄欠乏性貧血で認められ，赤血球・巨核球は途中まで共通の前駆細胞で増えてくるため，赤血球を増やそうとして赤血球分化ができない状態だと，血小板だけが増えるようになる．

CQ2: アンサー

鉄欠乏性貧血の確定診断にはフェリチン 12μg/dL 未満が一般には必要であり，TIBC の増加，血清鉄の低下など鉄欠乏性貧血に合致している．出血源検索のための内視鏡検査を行う．

その後の臨床経過

本患者は上部・下部消化管内視鏡検査を行い，多発する胃潰瘍を認めた．セレコキシブの内服に対して制酸剤などの処方はなく，長期投与になったため発生したと思われた．その後は内服治療などで胃潰瘍は改善し，貧血も鉄剤の内服で改善した．

COLUMN

HbA1c と赤血球産生

HbA1c は赤血球中の Hb の主体（97%以上）である HbA1 に対して糖が結合している割合を示します．もちろん糖尿病の指標として使われるものですが，この前提は「赤血球産生がほぼ同じように均一にできていること」です．急性出血があり，古い血（HbA1c が高めのもの）が減り，新しい血液が増える（HbA1c は低い）と HbA1c は低めに出てきます．造血不全の場合は逆になります．これをうまく使い分けると臨床の幅が広がります．抗がん剤治療などを行っている場合，HbA1c は安定しなくなるため，参考値になります．

本章のまとめ

◆網状赤血球の増加には 1 週間以上の経過が必要である

- 出血から 1 週間以内では網状赤血球は増加しない
- 出血から 1～2 週間で網状赤血球は増加するが，フェリチンは低下しない
- 慢性的な出血が持続するとフェリチンが低下し，小球性貧血になる

◆網状赤血球が測れない場合

- HbA1c が急に上昇し，血糖値に変化がない場合は造血不全を疑う
- HbA1c が急に低下し，血糖値に変化がない場合は出血か溶血を疑う

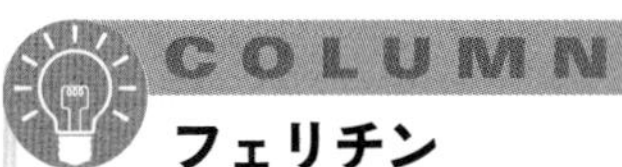

フェリチン

フェリチンは鉄結合性蛋白の 1 つで体内に貯蔵している鉄の総量を反映します．鉄は遊離イオンでは有害なため，フェリチンなどとして蓄えていますが，その多くは細胞内にあります．フェリチンは急性期蛋白でもあり，炎症などでも上昇します．この炎症によるフェリチン増加は細胞内から出てくる反応になります．一時的に出血があっても鉄の蓄えは赤血球をはじめ細胞内に多く存在するため，慢性的な出血にならないとフェリチンは下がりません．これを頭に置いておく必要があります．

小球性貧血の鑑別，特に慢性炎症と鉄欠乏について

鉄欠乏性貧血は最もよく見る貧血であるが，ヘモグロビンの材料である鉄が不足してうまく作れなくなり，小さな赤血球が大量にできてくる．

慢性炎症に伴う貧血では血清中の鉄が低下し，フェリチンが上昇する．患者の方にはよく「血清鉄＝財布のお金」「フェリチン＝銀行の貯金」と言って，「炎症が続くとお金を奪われないように，財布の中身を減らして貯金を増やします」と説明している．

	鉄欠乏性貧血	サラセミア	慢性炎症に伴う貧血
血清鉄（Fe）	↓	↑	↓
UIBC	↑	↓	↓
TIBC	↑	→ or ↓	↓
Tf saturation	↓↓	↑	様々
フェリチン	↓↓↓	↑	↑
診断基準	フェリチン 12ng/mL 未満	ヘモグロビン分画，鉄欠乏除外	基礎疾患＋上記検査結果より

（渡邉純一. 血液内科 ただいま診断中！ 東京: 中外医学社; 2017. p.16）

鉄欠乏性貧血は鉄の吸収が排泄よりも少ないから起きるので，最も重要なことは出血源検索である．しかし，吸収に胃酸が必要で，十二指腸で吸収されることから胃や十二指腸切除を行った患者，偏食，妊娠などの他に，プロトンポンプ阻害薬の長期使用やヘリコバクター・ピロリ菌が原因で生じることもある．

慢性炎症に伴う貧血では MCV は 80fL 前後が多く，血清鉄と TIBC が低下する．ただ，トランスフェリン飽和度（Tf saturation＝血清鉄/TIBC）が 20％未満の場合はフェリチンが 12ng/mL 以上でも鉄欠乏があるとされる．

慢性心不全・慢性腎不全では消化管浮腫が原因で，関節リウマチや炎症性腸疾患などでも慢性炎症に伴う貧血と鉄欠乏の合併を認めることがあるという．

症例1 60代・男性

【主　訴】貧血

【現病歴】半年前頃から黒色便に気が付いていたが様子を見ていた．歩行時のふらつき，息切れを自覚し近医を受診．高度の貧血のため，当科に紹介．

【既往歴】なし

血液検査

血算		生化学			
WBC	8000 /μL	TP	6.2 g/dL	CRP	0.06 mg/dL
Hb	5.6 g/dL	Alb	3.2 g/dL		
MCV	59.5 fL	T-Bil	0.3 mg/dL		
PLT	44.4×10^4 /μL	AST	18 U/L		
Ret	16.1 ‰	ALT	14 U/L		
		LDH	193 U/L		
Neutro	75.9 %	γ-GTP	22 U/L		
Eosino	1.6 %	BUN	21.2 mg/dL		
Baso	0.1 %	Cre	0.64 mg/dL		
Mono	5.7 %	尿酸	4.2 mg/dL		
Lymph	16.7 %				

CQ1: 疑わしい疾患は何か？　追加で行うべき検査は何か？（採血の追加，一般検査の追加）

CQ2: 血液検査の追加所見を示す．原因検索のために行うべき検査は？

Fe	8 μg/dL
TIBC	474 μg/dL
フェリチン	6.5 μg/dL

JCOPY 498-22542

CQ1: アンサー

検査結果から鉄欠乏の状態は数ヶ月程度持続していると考える．鉄は一般的には数ヶ月分体内に貯蓄されているので，2～3 週間ではなくならず鉄欠乏状態までは陥らない．鉄欠乏性貧血の確認のための鉄代謝マーカーの追加，消化管出血の確認のための便潜血の追加などを実施する．

医師によっては CEA や CA19-9 などの追加を行う方もいると思うし，便潜血の前にエピソードから消化管内視鏡検査を早期にアレンジするのも問題ないと考える．

CQ2: アンサー

原因検索のために行うことは消化管内視鏡検査になる．腫瘍を疑って，もしくは画像でわかるような腫瘍（および転移の検索）や潰瘍を疑って造影 CT を早期にアレンジするのも選択肢になると思われる．

その後の臨床経過

消化管内視鏡検査で大腸癌を認め，全身検索では明らかな転移巣はなく，消化器外科で手術となった．

例外 プロトンポンプ阻害剤（PPI）長期投与や胃切除後，十二指腸切除後など

血算		生化学			
WBC	6200 /μL	TP	7.2 g/dL	CRP	0.24 mg/dL
Hb	9.6 g/dL	Alb	3.8 g/dL		
MCV	79.2 fL	T-Bil	0.9 mg/dL		
PLT	25.0×10^4 /μL	AST	25 U/L	Fe	10 μg/dL
Ret	15.0 ‰	ALT	27 U/L	TIBC	424 μg/dL
		LDH	213 U/L	フェリチン	10.0 μg/dL
Neutro	52.5 %	γ-GTP	86 U/L		
Eosino	2.1 %	BUN	19.2 mg/dL		
Baso	0.1 %	Cre	0.68 mg/dL		
Mono	8.8 %	尿酸	4.2 mg/dL		
Lymph	36.5 %				

鉄吸収が弱く，軽度小球性の貧血になることがある．もしくは鉄代謝マーカーが鉄欠乏を示し，貧血がない．静脈注射の鉄剤（最近はフェインジェクト®を使用している）で改善させることが多い．

症例2　15歳・男性

【主　訴】貧血
【現病歴】生来健康. 高校入学後，陸上競技部の長距離に所属しトレーニングをしている. 数週間前からトレーニング時の息切れを自覚. 練習時の記録（タイム）も悪化した. 家族と共に近医を受診し，貧血を認めたため紹介.
【既往歴】なし

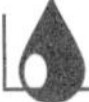

血液検査

血算		生化学			
WBC	4500 /μL	TP	8.2 g/dL	CRP	0.04 mg/dL
Hb	8.6 g/dL	Alb	4.8 g/dL		
MCV	82.1 fL	T-Bil	0.5 mg/dL		
PLT	24.4×10⁴ /μL	AST	22 U/L		
Ret	19.0 ‰	ALT	7 U/L		
		LDH	203 U/L		
Neutro	55.0 %	γ-GTP	16 U/L		
Eosino	2.6 %	BUN	16.2 mg/dL		
Baso	0.2 %	Cre	0.98 mg/dL		
Mono	8.7 %	尿酸	5.7 mg/dL		
Lymph	33.5 %				

CQ1: この貧血の精査のために検査するべき項目は何か？

CQ2: 血液検査の追加データ，追加した一般検査の結果を示す. この貧血の原因は何か？

Fe　12 μg/dL
TIBC　437 μg/dL
フェリチン　5 μg/dL 未満
一般検査
便潜血　2 回法　陰性

JCOPY 498-22542

CQ1: アンサー

鉄関連マーカー，便潜血など．アルブミンで低栄養を示すものはなく，LDHなどの異常もない．若年の造血器腫瘍で貧血が進行する疾患としては急性白血病が有名だが，通常は血小板減少を伴う．高齢者では貧血が進行することが多い多発性骨髄腫はこの年齢では稀である．

CQ2: アンサー

成長および遅筋の発達による鉄欠乏性貧血である．

赤血球についてはやや小球性というレベルが多いが，高校生などの成長期でかつ長距離走者やサッカー，ラグビーなどの走り続けるスポーツをする若者には鉄欠乏性貧血が多くなる．これは成長期での鉄利用の亢進に加えて，遅筋に多く含まれるミオグロビンの材料として鉄があるため，この年齢層で筋力が増えてきた若者では鉄欠乏性貧血が生じる．

女性だけでなく，男性に生じることも多く，比較的若年で血液内科に原因不明の鉄欠乏性貧血で紹介になるケースにこれが多いと思われる．

ただし，若年者でも便潜血が陽性になり，上部下部内視鏡検査をしたケースもある．

その後の臨床経過

鉄剤投与により貧血は改善し，症状再燃時は再診するよう指導している．
(結構，この貧血は多いが，原因に気付かれていないことが多い)

COLUMN

血液内科とかかりつけ医との連携

かかりつけ医の先生と血液内科ではさまざまな連携の仕方があります．私は通院負担が大きい方でネスプ®の皮下注射などをかかりつけ医の先生にお願いしたり，将来的には再発リスクの低い患者さんの経過観察はお願いしたりすることになるだろうと思っております．他にも紹介・逆紹介以外の連携があると思いますが，地域の先生と持ちつ持たれつでやっているのだと思っております．

症例3 60代・女性

【主　訴】貧血
【現病歴】関節リウマチでメトトレキサート内服中の患者．数年の経過で貧血が進行してきたため，薬の副作用も含め精査のため紹介．
【既往歴】高血圧

血液検査

血算		生化学			
WBC	3200 /μL	TP	7.7 g/dL	CRP	2.44 mg/dL
Hb	9.2 g/dL	Alb	3.2 g/dL		
MCV	90.2 fL	T-Bil	0.7 mg/dL		
PLT	12.0×10^4 /μL	AST	35 U/L		
Ret	12.0 ‰	ALT	57 U/L		
		LDH	223 U/L		
Neutro	42.5 %	γ-GTP	46 U/L		
Eosino	1.5 %	BUN	18.5 mg/dL		
Baso	0.7 %	Cre	0.88 mg/dL		
Mono	6.8 %	尿酸	6.2 mg/dL		
Lymph	48.5 %				

CQ1: 正球性貧血を示しているが，関節リウマチで考える必要のある貧血はどのようなものがあるか？

CQ2: 上記を鑑別するために有用な検査は何か？

CQ3: 検査結果を示す．検査結果に基づいて原因の特定と対応を示せ．

Fe	30 μg/dL	
TIBC	187 μg/dL	
フェリチン	32 μg/dL	
葉酸	8.2 ng/mL	(3.6〜12.9 ng/mL)
ビタミン B_{12}	412 pg/mL	(223〜914 pg/mL)
RDW-SD (赤血球分布幅 -SD)	52 fL	(37〜48 fL)

CQ1: アンサー

関節リウマチによる慢性炎症で起きる小球性貧血は鑑別にあげる必要がある.

他に，小球性貧血として鉄欠乏性貧血の合併を見抜けるかどうかは比較的重要で，治療をしている膠原病内科，整形外科の医師が気付いていないことが比較的見受けられる.

その他，メトトレキサート（MTX）は葉酸拮抗薬のため大球性貧血になる.

この 3 つが原因の多くを占めるが，関節リウマチでは貧血の改善が QOL に大きく影響するとされており，診療の重要ポイントの一つである.

CQ2: アンサー

鉄代謝マーカー，RDW-SV（赤血球分布幅 -SV），葉酸など．RDW-SV は赤血球の大小不同を見るときに用い，大きい赤血球と小さな赤血球が混在していると幅が広がる.

CQ3: アンサー

検査結果で CRP 上昇，アルブミン低下があり，慢性炎症が残っていることが示唆される．他，鉄代謝マーカーではトランスフェリン飽和度は 20％未満であり，フェリチンが 12 以上あるが鉄欠乏状態にあることが示唆され，鉄剤での貧血改善は期待できる．RDW は大きめであり，MTX の影響はあるが，これによる貧血かの判断にはまず鉄剤の投与と炎症の改善でどの程度改善するかをみる必要がある．ただし，好中球減少や血小板がやや低下していることから，MTX の影響も混在している.

結論は慢性炎症に伴う貧血と鉄欠乏性貧血，MTX の薬剤性貧血の混在である.

その後の臨床経過

鉄欠乏性貧血に対しての鉄剤投与で Hb 10～11g/dL まで改善した．あわせて抗リウマチ薬の変更もあり，炎症が改善した．Hb 11g/dL 前後で推移することを確認し，紹介元へ逆紹介した.

本章のまとめ

◆小球性貧血の鑑別はフェリチンと鉄代謝マーカーの動き

- ▷フェリチン 12 未満は鉄欠乏性貧血
- ▷ただし，フェリチン 12 以上でもトランスフェリン飽和度 20 %未満は鉄欠乏

◆鉄欠乏性貧血で重要なのは出血源検索

- ▷他に胃切除・十二指腸切除・PPI 内服・ピロリ菌などで鉄欠乏は起きる
- ▷若年のスポーツマンで遅筋（持久筋）ができるときに鉄が必要なため，鉄欠乏になることがある

COLUMN

鉄欠乏性貧血の原因

鉄欠乏性貧血の原因には大きく分ければ「出血」,「妊娠や成長による消費増大」による鉄の喪失が 1 つ．こちらは状況が確認できればわかりやすい．わかりにくいのが吸収障害で，PPI 内服・ピロリ菌・胃切除・十二指腸切除後など様々なものがあります．内服鉄剤で正常下限の状態を維持できるが止めると鉄欠乏が生じます．フェインジェクト®などを用いると 2〜3 ヶ月は良い状態になる患者がおり，彼らがおそらく鉄吸収が悪い患者たちです．しかし，鉄の貯蔵が 3〜5 ヶ月程度のため，それ以降で鉄欠乏が再燃してくるようで，キリがないため鉄剤内服で様子を見ることが多くなりました．

JCOPY 498-22542

CHAPTER 04:

大球性貧血の鑑別，ビタミン B_{12} 欠乏性貧血を中心に

大球性貧血は赤血球の大きさが大きくなった貧血だが，有名なものは巨赤芽球性貧血（ビタミン B_{12} 欠乏性貧血・葉酸欠乏性貧血）である．

巨赤芽球性貧血のほとんどはビタミン B_{12} 欠乏性貧血で，汎血球減少と高 LDH 血症を示すことが血液検査では特徴である．ビタミン B_{12} というと末梢神経障害の薬剤であるメコバラミンを思い出す方もいるかと思うが，神経症状も 3 割に出るとされる．個人的にはきちんと質問するとほとんどの人に何らかの神経症状があり，特に「味覚が悪くなって食欲が落ちた」という話は多くの人が言う印象がある．

大球性貧血・高 LDH 血症と神経症状を確認できたら多くの場合はビタミン B_{12} 欠乏のことがほとんどである．血液像が確認できる場合，芽球がなければさらに可能性は高くなる．

他に大球性貧血を生じるものとして「自己免疫性溶血性貧血（AIHA）」「骨髄異形成症候群（MDS）」などもあげられるが，これの詳細は別項目で行う．

ビタミン B_{12} 欠乏性貧血の鑑別で大球性貧血だが，LDH の値が正常からやや高値くらいだと MDS が多い．異形成が確認できれば，より判断しやすくなる．

軽度の大球性貧血で LDH が高めで，網状赤血球が増加（もしくは血糖値に比較して HbA1c が低い）した場合は溶血性貧血を疑う．

ビタミン B_{12} 欠乏性貧血の場合，輸血後に症状や LDH などが急速に改善するが，これはビタミン B_{12} が急速に補充されたためである．これは一つの判断可能な材料になる．

症例1　60代・男性

【主　訴】貧血，歩行困難
【現病歴】数ヶ月前より味覚障害，歩行困難などの症状が出現. 精査を行っていたが原因がわからず. 健康診断の採血で貧血を認め，当院内科を受診. 貧血，LDH 上昇を認めたため，血液内科を紹介.
【既往歴】なし

血液検査

血算		生化学			
WBC	5940 /μL	TP	4.2 g/dL	CRP	0.05 mg/dL
Hb	7.2 g/dL	Alb	1.8 g/dL		
MCV	110.5 fL	T-Bil	0.5 mg/dL		
PLT	18.0×10^4 /μL	AST	29 U/L		
Ret	25.4 ‰	ALT	20 U/L		
		LDH	1011 U/L		
Neutro	77.5 %	γ-GTP	16 U/L		
Eosino	0.2 %	BUN	20.2 mg/dL		
Baso	0.0 %	Cre	0.70 mg/dL		
Mono	2.4 %	尿酸	4.0 mg/dL		
Lymph	19.9 %				

CQ1: 貧血の鑑別のため行うべき検査は何か？

CQ2: 追加の検査結果を示す. 診断と治療方針は何か？

Fe	179 μg/dL
TIBC	238 μg/dL
フェリチン	112.4 μg/dL
ビタミン B12	116 pg/mL
葉酸	8.6 ng/mL

CQ1: アンサー

大球性貧血を認め，LDH が著増している．網状赤血球増加や総ビリルビン上昇を認めれば，溶血性貧血を疑う必要がある．

本患者は主訴が神経症状や味覚障害であり，アルブミン低下も食思不振によるものである．炎症反応は正常で，発熱なども認めていない．

鑑別を進める上でビタミン B_{12}・葉酸を含めた採血を行う．

CQ2: アンサー

予測通りの結果ではあるが，ビタミン B_{12} が減少（200 未満）している．ビタミン B_{12} 欠乏性貧血の患者である．典型的には汎血球減少を示すので，重篤ではないが，神経症状が前面に出ており，味覚障害のために体重減少，アルブミン低下などが起きている．この段階でビタミン B_{12} 欠乏も鑑別に入れることができれば回復が早かった可能性はあるので，神経症状＋大球性貧血＋LDH 上昇はビタミン B_{12} を測定と覚えてほしい．

その後の臨床経過

週 3 回の筋注でビタミン B_{12} の補充を開始．2 回程度の投与を行ってから症状の改善を自覚され，2 週間後に採血を行った際に貧血の改善傾向を確認した．さらに 2 週間継続し，貧血が正常化したことを確認した．**味覚障害は改善しており，食事摂取も良好**になった．下肢の筋力は低下したままであったが，歩行が可能となり 3 ヶ月ほどの間に一定の改善を認めた．1 年程度の経過で元の状態に戻っており，現在は 3 ヶ月に 1 回の維持療法を継続中である．

COLUMN

血液内科と神経内科・脳神経外科の連携

神経内科と関係することも多く，中枢神経領域の異常のある患者ではよく相談すること，されることがあります．また，ビンクリスチンはじめ神経障害を引き起こす薬剤も多く使用しております．アミロイドーシスや POEMS 症候群など神経症状と関連がある疾患もあります．

JCOPY 498-22542

症例2 50代・女性

【主　訴】貧血，足の痺れ，立位困難
【現病歴】数ヶ月前より貧血症状は自覚していたが様子を見ていた．1ヶ月前より立つこともできなくなり，近医を受診．高度貧血を認め，当院へ紹介．
【既往歴】なし

血液検査結果

血算		生化学			
WBC	2140 /μL	TP	5.8 g/dL	CRP	0.02 mg/dL
Hb	2.6 g/dL	Alb	3.8 g/dL		
MCV	151.0 fL	T-Bil	0.4 mg/dL		
PLT	1.7×10^4 /μL	AST	13 U/L		
Ret	25.1 ‰	ALT	5 U/L		
		LDH	834 U/L		
Neutro	46.5 %	γ-GTP	11 U/L		
Eosino	0.0 %	BUN	13.1 mg/dL		
Baso	0.0 %	Cre	0.49 mg/dL		
Mono	3.1 %	尿酸	2.0 mg/dL		
Lymph	50.4 %				

CQ1: 疑うべき疾患は何か？　追加すべき検査は何か？

CQ2: 検査結果の追加データを示す．診断は何か？

Fe	245 μg/dL
TIBC	265 μg/dL
フェリチン	95.4 μg/dL
ビタミン B_{12}	216 pg/mL
葉酸	7.6 ng/mL

JCOPY 498-22542

CQ1: アンサー

汎血球減少を示し，大球性貧血で，LDH が上昇しておりビタミン B_{12} 欠乏性貧血を強く疑うデータである．足の痺れや立位困難に加えて，治療開始後に患者が言った言葉に「食事がこんなに美味しく感じるとは」というものがあり，味覚障害もあったと思われる．ビタミン B_{12} に加えて，血小板減少があるため凝固系の確認は必要（本患者では異常はなかった）．経過が短い場合は血栓性血小板減少性紫斑病なども考える必要があるが，経過からは否定できる．

CQ2: アンサー

ビタミン B_{12} のカットオフラインは 200pg/mL とされているが，正常値よりは低下（200～300pg/mL はボーダーラインとされ，300pg/mL 以上では欠乏はないと判定する）しており，症状などからビタミン B_{12} 欠乏性貧血と診断する．

その後の臨床経過

赤血球輸血とビタミン B_{12} の補充を行い，2 週間程度で神経症状も改善し歩行可能となった．その後は定期的な補充療法を行い，現在も 3 ヶ月に一度の維持療法を行いながら日常生活を支障なく送っている．

追記▶ ビタミン B_{12} 欠乏性貧血の特徴

	特徴
年齢	60 代にピーク（欧米 65 歳）
発症頻度	1～5 人 /10 万人（欧米は 10～50 人 /10 万人）
神経症状	30%に認める（しびれ，感覚鈍麻，深部感覚障害）
LDH	かなり高い
MCV	報告により様々，MCV は診断根拠に乏しい
ビタミン B_{12}<200pg/mL	感度 95～97%，特異度<80%（高齢者の 10～25%に認められるため，特異度は低い）
胃癌の合併	相対危険率 6.8（北米），日本では低い（2 倍）を念頭におくべき
メチコバール筋注	週 3 回で 6 週間，維持療法として 2～3 ヶ月に 1 回

（渡邉純一．血液内科 ただいま診断中！　東京: 中外医学社; 2017. p.34）

JCOPY 498-22542

症例3 50代・男性

【主　訴】貧血，体動困難

【現病歴】アルコール性肝硬変の診断でかかりつけの患者で，数ヶ月前から受診が途絶えていた．連絡が取れないことを心配した知人が自宅に様子を見に行くと意識のない状態で倒れている患者を見つけ，救急要請した．救急隊接触時は糞尿を含んだ異臭があり．発熱なし．意識レベル以外の vital は大きな異常はなし．

【既往歴】アルコール性肝硬変　アルコール依存症の診断で治療歴あり

血液検査

血算		生化学			
WBC	2340 /μL	TP	6.2 g/dL	CRP	6.92 mg/dL
Hb	5.6 g/dL	Alb	1.8 g/dL		
MCV	114.0 fL	T-Bil	2.8 mg/dL		
PLT	5.7×10^4 /μL	AST	98 U/L		
Ret	15.1 ‰	ALT	34 U/L		
		LDH	1254 U/L		
Neutro	76.5 %	γ-GTP	520 U/L		
Eosino	0.0 %	BUN	43.2 mg/dL		
Baso	0.0 %	Cre	1.49 mg/dL		
Mono	3.5 %	尿酸	9.0 mg/dL		
Lymph	20.0 %				

CQ1: まず行うべきことは何か？

CQ2: 検査結果から血球減少について何を疑う必要があるか？

CQ3: 検査結果を示す．治療方法は何か？

Fe	45 μg/dL
TIBC	165 μg/dL
フェリチン	45.0 μg/dL
ビタミン B_{12}	316 pg/mL
葉酸	1.0 ng/mL

JCOPY 498-22542

CQ1: アンサー

血液内科の範疇ではないが，最初に行うのはビタミン B_1（チアミン）投与とブドウ糖投与である．意識がないので ABC 管理や補液なども重要である．チアミンについては食事を摂らない場合 2～3 週で枯渇するといわれているので，この患者ではすでにチアミンが枯渇している可能性を考慮する必要がある．

貧血は出血で急激に低下しているわけでなければ，必要な検査を出してから輸血をアレンジする．

CQ2: アンサー

汎血球減少とも考えられるが，好中球は 1800 /μL 以上で血小板減少は肝硬変・脾機能亢進などの可能性もある．大球性貧血については低栄養もあるため，ビタミン B_{12} 欠乏の可能性もある．ただ，この患者のように一般的な食事を摂ることなく，飲酒を中心とした生活を送っている場合，葉酸の方が先に欠乏することになる．肝硬変の影響と葉酸欠乏性貧血を中心とした巨赤芽球性貧血を鑑別にあげる必要はある．

この患者のように LDH が高値で汎血球減少を呈するほどの葉酸欠乏の患者はほとんど見たことがない．キッチンドランカーの女性が貧血で搬送された際も大球性貧血と LDH 200～300U/L であった．個人的には葉酸欠乏ではあまり汎血球減少になるほどにならないという印象だが，この症例を経験し「葉酸欠乏でも汎血球減少＋LDH 異常高値」はありうると考えを改めた．

なお，他の葉酸欠乏の原因として MTX/ サラゾスルファピリジン / フェニトインなどの薬剤性が有名である．

CQ3: アンサー

葉酸欠乏性貧血であることを確認し，葉酸の補充を行う．葉酸は比較的 1 日必要量が多く，漫然とした対応では補充が追いつかない可能性があり，フォリアミン 15～20 mg の投与を行う．なお，ビタミン B_{12} が不足することを懸念するならビタミン B_{12} の補充を同時に行う（ビタミン B_{12} 欠乏がある場合，葉酸だけは一般に禁忌）．

本章のまとめ

◆ビタミン B_{12} 欠乏性貧血の特徴は

- 基本的に汎血球減少で LDH が高くなる
- 神経障害も特徴的で味覚障害で食思不振などは多い
- 高齢者では LDH が比較的少ないこともある

◆ビタミン B_{12} 欠乏の診断に

- ビタミン B_{12} 200 未満は感度が高い
- ただし，特異度は 80%程度と低いのでビタミン B_{12} 200 未満でもビタミン欠乏でない患者は多い
- 輸血やビタミン B_{12} の投与で LDH が速やかに低下したら通常はビタミン B_{12} 欠乏性貧血

◆葉酸欠乏の患者では

- フォリアミン 15～20mg の投与を開始する
- ビタミン B_{12} の投与を同時に行うのが無難

COLUMN

ビタミン B_{12} 欠乏性貧血と味覚障害

ビタミン B_{12} は補酵素として核酸代謝などに関わり，不足すると汎血球減少を生じます．派手な汎血球減少に LDH 上昇があり，「味覚障害」「摂食障害」などがあればほぼビタミン B_{12} 欠乏のように感じます．最近も少し離れた施設からの救急搬送患者さんがビタミン B_{12} 欠乏性貧血でしたが，ビタミン投与前は食事も全然できないと言っていたのに，投与開始後はほぼ完食しております．味覚障害，聞いてみてください．

CHAPTER 05:

網状赤血球増加を伴う貧血（溶血性貧血）と鑑別の進め方

溶血性貧血は体内で様々な機序で赤血球が破壊され，貧血を呈する疾患である．造血能力の低下はないため，一般的には貧血と網状赤血球増加のパターンをとる．加えて溶血を反映し，間接ビリルビン優位の総ビリルビン増加，LDH 高値などを認め，ハプトグロビンが低値であれば診断確定となる．

ただし，溶血性貧血かもしれないと思った時に確認する順序は以下のようになる．

1. 血小板減少の有無，特に血栓性血小板減少性紫斑病（TTP）の可能性
2. LDH 上昇と貧血を伴う，他の疾患の可能性（急性白血病，巨赤芽球性貧血など）
3. 溶血性貧血だとして免疫性か非免疫性か？

免疫性なのか，非免疫性なのかを確認するために通常は直接クームス試験を行う．温式自己免疫性溶血性貧血（温式 AIHA）であれば治療適応があればプレドニゾロン（PSL）による治療を行う．

冷式 AIHA の場合は保温を中心に治療を行うが，2022 年にスチムリマブが寒冷凝集素症に対して保険適用となり，積極的な治療も可能となった．

非免疫性では TTP，弁置換術後のような機械的溶血，発作性夜間血色素尿症（PNH）や遺伝性球状赤血球症（HS）のような膜タンパクの異常によるものなどがある．

教科書的な記載ではないが，私見では溶血性貧血で LDH が高い（1000U/L を超える）場合は TTP，PNH などを疑う．ただし，MDS や再生不良性貧血から PNH に移行したケースでは LDH 300～800U/L で推移するケースもある．

AIHA では網状赤血球が 100‰を超えていても LDH は 300～500U/L が多いと考えている．

症例1 60代・男性

【主　訴】貧血精査
【現病歴】1～2ヶ月前から労作時の息切れを自覚．経過を見ていたが改善せず近医を受診．黄疸・貧血を認めたため，精査のため紹介受診．
【既往歴】特になし

血液検査

血算		生化学			
WBC	5500 /μL	TP	7.8 g/dL	CRP	0.10 mg/dL
Hb	7.6 g/dL	Alb	4.1 g/dL	フェリチン	120 μg/dL
MCV	105.1 fL	T-Bil	2.5 mg/dL		
PLT	28.7×10^4 /μL	AST	46 U/L		
Ret	179.1 ‰	ALT	18 U/L		
		LDH	453 U/L		
Neutro	63.7 %	γ-GTP	36 U/L		
Eosino	2.5 %	BUN	20.2 mg/dL		
Baso	0.4 %	Cre	1.14 mg/dL		
Mono	5.2 %	尿酸	6.2 mg/dL		
Lymph	28.2 %				

CQ1: この疾患の診断に必要な検査は何か？

CQ2: 追加検査の結果を示す．次に行うべき検査は何か？

ハプトグロビン	<10 mg/dL
IgG	1320 mg/dL
IgA	210 mg/dL
IgM	100 mg/dL
ANA	40倍未満
sIL-2R	350 IU/mL

CQ3: 直接クームス試験で陽性（IgG結合）であった．治療方針は？

JCOPY 498-22542

CQ1: アンサー

軽度の大球性貧血で網状赤血球の増加を伴っている．黄疸，LDH 上昇を認め，溶血性貧血を疑う．溶血性貧血の診断にはハプトグロビン低値を確認する必要があり，ハプトグロビンを含んだ採血を行う．この段階で直接クームス試験を出すことは問題ないと考える．

CQ2: アンサー

直接クームス試験を出していない想定で溶血性貧血の鑑別をどう進めるかを問う設問．まずは直接クームス試験で免疫性か非免疫性かを確認する．ただし，LDH の値などを見ると免疫性の可能性が高いという印象は受けるデータである．

CQ3: アンサー

AIHA であれば温式か冷式かが重要．IgG 結合型であり，温式 AIHA である．CT などでリンパ増殖性疾患の合併がなければ，PSL 1mg/kg で治療を開始する．

その後の臨床経過

温式 AIHA の診断で PSL 1mg/kg で治療を開始．治療は奏効し，Hb 12g/dL，網状赤血球 20‰まで改善し，漸減した．クームス陽性が持続したこともあり，PSL 5mg で維持療法中である．

例外

血算		生化学			
WBC	6700 /μL	TP	6.7 g/dL	CRP	0.30 mg/dL
Hb	6.6 g/dL	Alb	3.7 g/dL	フェリチン	266 μg/dL
MCV	111.6 fL	T-Bil	1.7 mg/dL		
PLT	28.3×10^4 /μL	AST	18 U/L	ハプトグロビン	45 mg/dL
Ret	123.3 ‰	ALT	13 U/L		
		LDH	224 U/L	IgG	1450 mg/dL
Neutro	55.0 %	γ-GTP	78 U/L	IgA	170 mg/dL
Eosino	5.5 %	BUN	16.2 mg/dL	IgM	130 mg/dL
Baso	0.8 %	Cre	1.03 mg/dL		
Mono	6.2 %	尿酸	7.2 mg/dL	直接クームス試験	陽性
Lymph	32.5 %				

ハプトグロビンは溶血性貧血の指標で 25mg/dL 未満で感度 83%，特異度 96%だが，感度が高いわけではないので，注意．本症例は PSL で改善した．

症例2 70代・男性

【主　訴】狭心痛
【現病歴】11月頃に胸が痛くなることが多くなり，循環器内科を受診．黄疸・貧血を認めたため，精査のため紹介受診．冬は手や耳なども痛くなることが多い．
【既往歴】胆石　経過観察中

血液検査

血算		生化学			
WBC	4200 /μL	TP	7.9 g/dL	CRP	0.23 mg/dL
Hb	8.6 g/dL	Alb	4.3 g/dL	フェリチン	192 μg/dL
MCV	108.8 fL	T-Bil	1.9 mg/dL		
PLT	28.7×10⁴ /μL	AST	26 U/L		
Ret	79.1 ‰	ALT	24 U/L		
		LDH	313 U/L		
Neutro	52.2 %	γ-GTP	33 U/L		
Eosino	3.5 %	BUN	20.2 mg/dL		
Baso	0.2 %	Cre	0.68 mg/dL		
Mono	7.2 %	尿酸	5.2 mg/dL		
Lymph	36.9 %				

CQ1: 血算・生化学データから貧血の原因を推測し，追加検査を出すとしたら何か？　理由もつけて答えよ．

CQ2: 追加検査の結果を示す．検査結果・病歴から疑うべき疾患を答え，さらに追加する検査を答えよ．

ハプトグロビン　<10 mg/dL
IgG　1020 mg/dL
IgA　120 mg/dL
IgM　320 mg/dL
直接クームス陽性（補体成分）

CQ3: 治療指針は何か？

CQ1: アンサー

やや大球性貧血だが，網状赤血球が増加し，軽度の黄疸・LDH 上昇を認める．胆石の指摘もあることから溶血によるビリルビン結石を疑ってもよい．クームス試験，ハプトグロビンなどを確認する．

CQ2: アンサー

ハプトグロビン低値で，直接クームス陽性のため自己免疫性溶血性貧血である．IgM の上昇，冬場の貧血，指先や耳など低温になりやすい場所の痛みなど典型的な「寒冷凝集素症」の所見である．追加すべき検査は「寒冷凝集反応」である．

CQ3: アンサー

まず，保温．暖かい服装，手袋，耳あてなどで保温し，冷たい飲み物もさける．貧血が進行しているのでスチムリマブの適応もある．寒冷凝集素症についてはステロイドの効果が弱い（補体を抑えることは可能だが，効果は弱くステロイドの有害事象の方が大きい）．寒冷凝集素症は 2021 年までは保温を中心に治療を行っていたが，スチムリマブによる治療導入を行うならば専門施設への紹介の方がよい．

その後の臨床経過

1 年は保温などで対応していたが，スチムリマブを翌年開始し，貧血の改善を認めた．Hb 11g/dL 台への上昇，網状赤血球は 10～20‰に低下し，狭心症の症状は消失した．四肢末梢での血管閉塞の症状は改善しないため，保温の指示は継続している．

症例3 80代・女性

【主　訴】呼吸困難
【現病歴】心臓弁膜症のため人工弁置換術を施行された患者．高齢になり，近医でフォローアップされていたが，呼吸困難の症状が出現し，近医を受診．貧血の進行を認め，精査のため紹介．
【既往歴】心臓弁膜症：人工弁置換術
慢性心不全：内服治療中

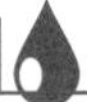

血液検査

血算		生化学			
WBC	4420 /μL	TP	7.4 g/dL	CRP	0.06 mg/dL
Hb	6.8 g/dL	Alb	4.1 g/dL	フェリチン	42.2 μg/dL
MCV	107.3 fL	T-Bil	6.9 mg/dL		
PLT	23.7×10^4 /μL	AST	175 U/L		
Ret	122.3 ‰	ALT	32 U/L		
		LDH	2538 U/L		
Neutro	73.0 %	γ-GTP	15 U/L		
Eosino	0.5 %	BUN	30.6 mg/dL		
Baso	0.7 %	Cre	0.69 mg/dL		
Mono	7.7 %	尿酸	8.0 mg/dL		
Lymph	18.1 %				

CQ1: 貧血の原因として考えやすいものは何か？

CQ2: 診断を確定するために必要な検査は何か？

JCOPY 498-22542

CQ1: アンサー

貧血の種類としては溶血性貧血を疑う．LDH の著増，網状赤血球の増加，黄疸など溶血性貧血を示唆する所見である．溶血性貧血の診断過程に従い，まずはクームス試験を行うが，LDH の著増を考えるとどちらかというと非免疫性溶血性貧血を念頭におく必要がある．

CQ2: アンサー

溶血性貧血の確定のためにハプトグロビンなどを出すのは当然として，溶血性貧血の診断を一つひとつ調べていくことになる．クームス試験を提出し，PNH 血球や ADAMTS13 などの提出を検討する．血液像で破砕赤血球や球状赤血球などがあるかも確認する．

その後の臨床経過

本症例では人工弁による機械的な溶血が最も疑われたが，クームス試験・PNH 血球などの提出を行った．クームス試験は陰性，PNH 血球も陰性であった．血液像では破砕赤血球を認めた．**人工弁による赤血球破壊**が疑われ，循環器内科での治療を行う方針となった．

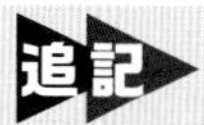

TTP・PNH は Chapter 8 で詳しく取り上げるが，基本的にこの症例のような激しい溶血をきたすことが多い．そのような症例は**早急に血液内科のある病院に紹介する**．

本章のまとめ

◆網状赤血球の増加がある貧血で，ビリルビン上昇・LDH上昇がある場合

- 溶血性貧血を疑い，ハプトグロビンを確認する
- 血小板減少を伴う場合はTTPを疑い，血液内科に即日相談
- 急性白血病（M6など）や巨赤芽球性貧血も鑑別になる

◆溶血性貧血と診断した場合

- クームス試験を行い，AIHAかを判断
- LDH 1000以上の場合はTTPやPNHが多いので血液内科に紹介

◆網状赤血球が測れない場合

- HbA1cが急に上昇し，血糖値に変化がない場合は造血不全を疑う
- HbA1cが急に低下し，血糖値に変化がない場合は出血か溶血を疑う

COLUMN

溶血性貧血とLDH

溶血性貧血でLDHが上昇することは有名ですが，自己免疫性溶血性貧血(AIHA)ではよほど激しくなければLDH 220～400U/Lくらいが多く，TTPやPNHなどの非免疫性溶血性貧血ではLDH 1000U/L以上が多いという印象です．時折，LDHが1000U/Lに近いAIHAもいますが，1000以上は見たことがないです．個人の印象ですが，参考までに．

CHAPTER 06:

好中球単独減少を中心に鑑別と対応を検討する

白血球減少症のため紹介されてくるケースは多々ある．

好中球の正常値は 1800/μL 以上とされている．しかし，好中球が 1000/μL を維持している限りは感染が増えるという明確なデータはない．

軽症の好中球減少は 1000/μL まで，中等症は 500～1000/μL，重症は 500/μL 未満だと考えればよい．

中等症であれば血液内科への紹介は特に問題ないであろう．

白血球減少の中で好中球数がどの程度かを確認し，その程度でまず血液内科に紹介するかを検討する．

次に採血をした直前に何かイベントとなるものがあるかを確認する．急性の好中球減少はいくつかのメカニズムで生じる．ウイルス感染などで好中球破壊の亢進，循環プールから辺縁プール（待機状態）への分布の変化，産生低下があり，1～2 日で発症し 2 週間ほど持続するとされる．そのため多くの場合 3 週間後に検査をすると正常値に戻っていることが多い．

その他，薬剤性，脾機能亢進，全身性エリテマトーデス（SLE）やシェーグレン症候群などの膠原病，抗好中球抗体を伴う自己免疫，先天性好中球減少症の軽症や周期性好中球減少症などもある．膠原病などの確認をし，自然回復しない場合は血液内科へ紹介でよいと考える．

その場合，骨髄異形成症候群（MDS）などの疾患を念頭において精査を行う．

症例1 20代・女性

【主　訴】白血球減少精査
【現病歴】医療クラークで近医のクリニックで働いている患者．発熱があり，クリニックで採血をしたところ白血球減少を認めたため，紹介受診．
【既往歴】なし

 血液検査

血算		生化学			
WBC	1700 /μL	TP	7.5 g/dL	CRP	0.89 mg/dL
Hb	12.4 g/dL	Alb	4.3 g/dL		
MCV	90.2 fL	T-Bil	0.5 mg/dL		
PLT	18.8×10^4 /μL	AST	15 U/L		
Ret	12.7 ‰	ALT	11 U/L		
		LDH	123 U/L		
Neutro	43.5 %	γ-GTP	10 U/L		
Eosino	0.5 %	BUN	12.5 mg/dL		
Baso	0.2 %	Cre	0.68 mg/dL		
Mono	12.5 %	尿酸	4.2 mg/dL		
Lymph	43.3 %				

CQ1: 白血球減少のうち，主に低下しているのはどの血球か？

CQ2: 血球減少について回復に期待できるデータはどれか？

CQ1: アンサー

リンパ球も軽度減少しているが，好中球数が 740 /μL であり，中等度の好中球減少を認める．白血球減少の主体は好中球である．

CQ2: アンサー

血球の回復を期待するデータは単球の割合が増加していることである．造血幹細胞から顆粒球系の前駆細胞に分化し，単球と好中球や好塩基球などの顆粒球系に別れて分化・成熟する．この中で最も早く成熟するのが単球である．今回，単球は 12.5%であり造血があることを反映している．そのため，分布の異常や破壊の亢進の可能性はあるが，造血障害を示唆するデータではないため，発熱などの状況が改善すれば自然軽快すると期待できる．

その後の臨床経過

3 週間後に再診とし，採血を確認した．白血球は 4200 /μL，好中球 60%と好中球の回復を認め，有事再診とした．

追記

時折，健康診断で白血球が 2000～3000/μL で，好中球数が 1200/μL 前後の患者が紹介されてくる．この場合，イベントがはっきりせず薬剤性などの可能性も低いため，生来低めなのか，軽症の血液疾患・免疫系疾患があるのかの判断が難しい．

以前のデータがあり，好中球が低下傾向であれば血液疾患などの可能性が高いので精査を行っている．

健康診断で初めて白血球減少を指摘された場合（それまでの健診では白血球数を測っていなかったなど），経過がわからないため軽症であれば半年程度は様子を見ている．病歴を聞くと親も好中球が低めと言う患者もおり，家族性の可能性がある患者もいるし，調べると異形成があり MDS の基準を満たすような患者もいる．

軽度の好中球減少でも半年経過するようであれば，血液内科に一度紹介をお勧めしたい．

症例2　35歳・女性

【主　訴】白血球減少精査
【現病歴】健康診断で白血球減少を指摘され紹介．以前より白血球は若干低めで推移していた（白血球 3000/μL 台）．
【既往歴】なし

血液検査

血算		生化学			
WBC	2800 /μL	TP	6.9 g/dL	CRP	0.02 mg/dL
Hb	13.4 g/dL	Alb	4.3 g/dL		
MCV	90.2 fL	T-Bil	0.7 mg/dL		
PLT	29.2×10^4 /μL	AST	12 U/L		
Ret	12.7 ‰	ALT	13 U/L		
		LDH	154 U/L		
Neutro	43.5 %	γ-GTP	10 U/L		
Eosino	2.8 %	BUN	12.2 mg/dL		
Baso	0.2 %	Cre	0.61 mg/dL		
Mono	9.5 %	尿酸	3.3 mg/dL		
Lymph	44.0 %				

CQ1: 好中球減少の程度はどの程度か？　経過観察可能か？

CQ2: 1ヶ月後の血液検査で好中球減少が改善しなかった．追加の検査は何を出すべきか？

CQ3: 追加検査の結果を示す．

抗核抗体 540 倍　（斑紋型，speckled pattern）
リウマチ因子　陰性
腹部エコー　脾腫なし，他の異常なし
骨髄検査　やや低形成だが異形成などの血液疾患を示唆する所見なし

さらに検査を追加するならば何を確認するか？

JCOPY 498-22542

CQ1: アンサー

好中球減少は軽症で，単球もあるので経過観察は可能と判断する．

一過性減少で回復に期待するのであれば3週間程度の期間を置いて採血するとよい．

CQ2: アンサー

血液疾患の可能性と同時に他の疾患の否定をしていく．特に若年女性であり，関節症状を含めた症状はないが膠原病（SLE やシェーグレン症候群，Felty 症候群など）は否定するべきである．

この症例では採血で抗核抗体・リウマチ因子を追加し，骨髄検査・超音波検査まで実施した．患者にはこれらの検査で異常がなければ，保険外検査で抗好中球抗体を測定するかは相談していた．

CQ3: アンサー

抗核抗体が speckled pattern でありシェーグレン症候群の精査を進める．また，SLE に関しても特異抗体を提出する．

その後の臨床経過

抗核抗体が speckled pattern であり，症状はないが SS-A，SS-B の自己抗体を追加したところ，それぞれ陽性であったことから，無症候性のシェーグレン症候群（血球減少は低活動性）と診断し，膠原病内科に紹介とした．

COLUMN
抗 SS-A 抗体と白血球減少・新生児疾患リスク

無症状で若年女性の好中球減少症はシェーグレン症候群のことが多い印象です．その中で抗 SS-A 抗体陽性例がこの 1 年間でも 3，4 人いました．抗 SS-A 抗体は 1％くらいで陽性になるそうで，抗 SS-A 抗体陽性の妊娠は年間 10000 件に及ぶそうです．この中で新生児ループスが 10％，先天性心ブロックが 1％とされています．白血球減少例の中から抗 SS-A 抗体陽性の若年女性はこの意味でも拾い上げたいところです．

症例3 80代・女性

【主　訴】白血球減少精査
【現病歴】発熱のため近医に救急搬送．敗血症が疑われたが，白血球減少，血小板減少を伴っていたため血液疾患の可能性を疑われ転院となった．転院搬送時，意識レベル JCS 100，体温 39.8℃，血圧 80/40，脈拍　120/min，SpO_2 92%（4L 酸素マスク），呼吸数 30/min.
【既往歴】高血圧・脂質異常症

血液検査

血算		生化学			
WBC	1100 /μL	TP	6.3 g/dL	CRP	21.55 mg/dL
Hb	9.4 g/dL	Alb	3.3 g/dL		
MCV	110.2 fL	T-Bil	2.5 mg/dL	PT-INR	1.85
PLT	6.8×10^4 /μL	AST	75 U/L	APTT	43.0 sec
Ret	7.7 ‰	ALT	61 U/L		(cont 24-34)
		LDH	273 U/L	D-dimer	19.3 μg/dL
Neutro	63.5 %	γ-GTP	14 U/L		
Eosino	0.2 %	BUN	45.5 mg/dL		
Baso	0.0 %	Cre	1.78 mg/dL		
Mono	8.5 %	尿酸	9.2 mg/dL		
Lymph	27.8 %				

CQ1: 内科救急診療指針ではこの患者は重症か？

CQ2: 好中球減少原因，血小板減少の原因として考えやすいものは何か？

CQ3: 治療方針として正しいものは何か？

JCOPY 498-22542

CQ1: アンサー

重症．意識障害，38℃以上の発熱，血圧低下，頻脈，低酸素血症，呼吸数増加などは重症患者になる．現時点では敗血症性ショックを最も疑う．

CQ2: アンサー

好中球減少は感染症に伴う消耗性血球減少，血小板減少については播種性血管内凝固（DIC）に伴う消耗性血球減少を疑う．

CQ3: アンサー

敗血症性ショックの治療を行う．DIC治療も併せて実施する．治療に伴い，好中球が速やかに改善すれば細菌数の減少に伴い，好中球が増えることが可能になったと判断できる．血小板についても同様である．この改善がないようであれば，血液疾患に関連して白血球が減少しており，それに伴い敗血症を起こした可能性がある．今回は好中球と単球の割合が高いことから造血はあり，消耗性に減少していると判断して治療を行っている．

その後の臨床経過

敗血症性ショックの治療を行い，2日後に全身状態が改善傾向になり，1週間後には白血球数・血小板数ともに正常化した．好中球減少は消耗性と判断したが，軽度の貧血があることと**好中球造血が弱い可能性**を考慮し，骨髄穿刺を施行した．貧血以外の臨床所見はないが，**染色体検査で5qの欠失**を認め，**5q－症候群**と診断した．年齢を考慮し，レナリドミドではなく，ネスプ®単独で治療を行い，貧血は改善した．隔週投与でHb 11g/dLを維持している．

症例4 70代・男性

【主　訴】白血球減少精査
【現病歴】糖尿病・高血圧のため近医で治療中の患者．徐々に白血球減少が進行したため，精査のため紹介．内服薬の変更はない．
【既往歴】糖尿病・高血圧：内服治療中

血液検査

血算		生化学			
WBC	2860 /μL	TP	6.8 g/dL	CRP	1.02 mg/dL
Hb	10.8 g/dL	Alb	3.2 g/dL		
MCV	107.2 fL	T-Bil	1.2 mg/dL	フェリチン	193.7 ng/dL
PLT	12.5×10^4 /μL	AST	34 U/L		
Ret	16.7 ‰	ALT	21 U/L		
		LDH	324 U/L		
Neutro	30.3 %	γ-GTP	23 U/L		
Eosino	2.2 %	BUN	16.4 mg/dL		
Baso	0.5 %	Cre	0.78 mg/dL		
Mono	4.9 %	尿酸	6.9 mg/dL		
Lymph	62.1 %				

CQ1: この患者の白血球減少で鑑別疾患の上位にあがるものは何か？

CQ2: それに対しての精査をどのように行うか？

CQ1: アンサー

好中球数は機械カウントで 1000/μL 未満であり，中等症である．軽度の大球性貧血を示し，血小板も減少傾向である．アルブミンがやや低値であることや LDH の上昇は背景に何らかの慢性疾患があることを示唆している．

高齢で大球性貧血と LDH 上昇があることから MDS が鑑別の上位にあがる．総蛋白とアルブミンの乖離があることから多発性骨髄腫は鑑別に入れる必要があるが，多発性骨髄腫は白血球減少単独で発症することは稀であり，LDH の上昇も稀である．CRP 高値やフェリチンも高めであることから慢性炎症があると考えると膠原病も念頭におく必要はある．

本患者は MDS と骨髄腫，膠原病を鑑別に精査を進めた．

CQ2: アンサー

最初に行ったものは血液像の確認，抗核抗体などの自己抗体の確認，免疫グロブリンの確認である．

血液像では Blast 1.0%を含む異形成のある顆粒球系細胞と赤芽球を認めた．抗核抗体は陰性で，関節症状など膠原病を示唆する症状も認めなかった．IgG 1400 mg/dL, IgA 270 mg/dL, IgM 110 mg/dL と慢性炎症を反映した軽度上昇を示したが，正常な免疫グロブリンの減少を示唆する所見はなく，多発性骨髄腫は否定的と判断した．

精査の進め方としては,「血液像の確認」「抗核抗体の確認」「免疫グロブリンの確認」である．

その後の臨床経過

末梢血の芽球の存在を含め，血液悪性腫瘍を念頭に骨髄穿刺・生検を施行した．骨髄穿刺では芽球を 6.2%認め，顆粒球系，赤芽球系の異形成を認めた．MDS の診断で，アザシチジンによる治療を開始した．

本章のまとめ

◆好中球減少に関して

- 好中球 1000 以上は軽症，500～1000 は中等症，500 未満は重症
- 中等症以上は血液内科に紹介してよい
- ただし，好中球 500 前後でも感染後の一過性減少などもあり，3 週間程度で回復することに期待して経過を見るのも選択肢

◆好中球減少の原因として以下を考える

- ウイルス感染や薬剤などが原因の一過性減少
- 膠原病（SLE，シェーグレン症候群）など非血液疾患による減少
- 血液疾患によるもの

COLUMN

感染症による好中球減少

重症感染症では消耗性の好中球減少もあります．特に敗血症性ショックなどで体が負けかけている時は好中球数が下がっているときもあります．血液疾患かどうかは，血小板減少があるかどうか（DIC を除く），末梢血の血液像，LDH の値などを頼りにすることが多いです．

CHAPTER 07:

汎血球減少の患者の鑑別と対応について

汎血球減少とは好中球減少，貧血，血小板減少を示す患者であるが，ここでは 2 系統以上の血球減少を呈する患者を中心に扱う.

汎血球減少をきたす疾患については再生不良性貧血の診断基準を確認するとわかりやすいが，急性白血病・骨髄異形成症候群（MDS）・骨髄線維症・悪性リンパ腫・全身性エリテマトーデス（SLE）・多発性骨髄腫・血球貪食症候群・発作性夜間血色素尿症（PNH）・巨赤芽球性貧血，感染症などが鑑別とされている.

その中で頻度が多いものは高齢者では MDS で，急性白血病や巨赤芽球性貧血も多い．日本人では再生不良性貧血も欧米よりは頻度が多く，100 万人あたり 8 人とされるが，開業医を受診する頻度は多くはない.

非専門医で汎血球減少をみたときに考えることは「血液内科に速やかに紹介するべき患者」か「血液内科か他の診療科か判断するべき患者か」ということである.

汎血球減少をみたときにその程度をまず確認し，好中球 500/μL 未満，血小板 5 万 /μL 未満は速やかに血液内科のある病院へ紹介してもらいたい．次に LDH の高い症例であれば巨赤芽球性貧血の可能性を考慮に入れつつ，可能性が低いと思ったら血液内科に速やかに紹介．凝固系の異常がある場合も急性前骨髄球性白血病（APL）の可能性があり紹介がよい．血液像を見ることが可能ならば，芽球を認める場合，リンパ球比率が高い場合も速やかに血液内科に紹介するとよい.

意外と多いのは膠原病関連，薬剤性，ウイルス性だがこれについては疑わしいものがあるなら休薬・経過観察して，3 週間くらい様子を見ると回復することは多い.

症例1 50代・女性

【主　訴】健診異常（白血球減少，貧血）
【現病歴】会社の健康診断で白血球減少，貧血を指摘され紹介．昨年の健康診断では異常は指摘されていなかった．
【既往歴】なし

 血液検査

血算		生化学			
WBC	2160 /μL	TP	6.4 g/dL	CRP	0.02 mg/dL
Hb	7.8 g/dL	Alb	4.4 g/dL		
MCV	97.2 fL	T-Bil	2.6 mg/dL	フェリチン	46.3 μg/dL
PLT	16.5×10^4 /μL	AST	14 U/L		
Ret	5.7 ‰	ALT	11 U/L	IgG	852 mg/dL
		LDH	304 U/L	IgA	105 mg/dL
Neutro	30.1 %	γ-GTP	22 U/L	IgM	42 mg/dL
Eosino	3.2 %	BUN	10.2 mg/dL		
Baso	0.5 %	Cre	0.48 mg/dL	EPO	78.6 mIU/mL
Mono	7.9 %	尿酸	3.9 mg/dL		
Lymph	58.3 %				

CQ1: 血液検査の結果で注目すべき結果はどれか？

CQ2: この患者は血液内科に速やかに紹介するべき患者か？

JCOPY 498-22542

CQ1: アンサー

好中球数は600/μLとかなり減少しており，リンパ球比率が多いことにまず注目するべきである．次に貧血は女性に多い小球性貧血ではないことを確認し，フェリチンも低下していない．ここまでは全ての内科医・開業医で確認できるとよい．

リンパ球比率が高い割にLDHが高いことから，再生不良性貧血で多いパターンではないこと，総ビリルビン上昇があり，溶血の可能性もあるが網状赤血球の増加がないことも確認できれば非専門医として十分だと思われる．

CQ2: アンサー

網状赤血球が増えておらず溶血ではないとするならば，骨髄不全系の疾患である可能性が高い．開業医・非専門医で診ているよりは速やかに紹介し，早めに精査を行う方がよい症例になる．

その後の臨床経過

血算		生化学			
WBC	2160 /μL	TP	6.4 g/dL	CRP	0.02 mg/dL
Hb	7.8 g/dL	Alb	4.4 g/dL		
MCV	97.2 fL	T-Bil	2.6 mg/dL	フェリチン	46.3 μg/dL
PLT	16.5×10^4 /μL	AST	14 U/L		
Ret	5.7 ‰	ALT	11 U/L	IgG	852 mg/dL
(目視)		LDH	304 U/L	IgA	105 mg/dL
Blast	1.0 %	γ-GTP	22 U/L	IgM	42 mg/dL
Neutro	29.5 %	BUN	10.2 mg/dL		
Eosino	4.5 %	Cre	0.48 mg/dL	EPO	78.6 mIU/mL
Baso	0.0 %	尿酸	3.9 mg/dL		
Mono	5.5 %				
Lymph	59.5 %				

当院での採血では芽球を認めており，骨髄穿刺・生検では芽球の増加と3系統の異形性を認めた．MDS EB-2，以前の診断基準では急性骨髄性白血病（AML）のM6aにあたる症例であり，年齢から骨髄移植の適応症例であった．

症例2　80代・男性

【主　訴】汎血球減少精査
【現病歴】近医クリニックで高血圧・狭心症で内服治療中であった患者．採血で好中球減少・貧血を認めていたが様子を見ていた．血小板減少も加わったため，当科に紹介となった．
【既往歴】高血圧・狭心症で内服治療中．新規薬剤の追加はない．

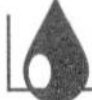

血液検査結果

血算		生化学			
WBC	1680 /μL	TP	6.8 g/dL	CRP	0.63 mg/dL
Hb	8.8 g/dL	Alb	3.7 g/dL		
MCV	86.4 fL	T-Bil	0.9 mg/dL	フェリチン	276.5 μg/dL
PLT	4.6×10^4 /μL	AST	18 U/L		
Ret	14.1 ‰	ALT	12 U/L		
		LDH	199 U/L		
Neutro	63.6 %	γ-GTP	38 U/L		
Eosino	0.0 %	BUN	14.1 mg/dL		
Baso	0.0 %	Cre	0.89 mg/dL		
Mono	5.4 %	尿酸	5.0 mg/dL		
Lymph	31.0 %				

CQ1: 注目すべきデータはどれか？

CQ2: 上記検査結果で鑑別疾患の上位にくるものを2つあげよ．

JCOPY 498-22542

CQ1: アンサー

白血球減少の中で好中球数が比較的保たれていることが重要である．好中球が 1000/μL 前後あるので，通常感染リスクはそれほど高くない．また，血液の機械カウントでリンパ球の比率は低く，好中球が保たれていることが重要である．この場合，積極的に再生不良性貧血を疑わない結果になる．貧血と血小板減少，好中球が維持されていることから MDS と AML を鑑別の上位にあげるが，LDH の上昇がないことも重要な所見になる．

CQ2: アンサー

すでに記載しているが，鑑別の上位にあがるのは MDS と AML である．年齢的に 80 代は血算の異常がなくとも MDS 関連の遺伝子異常が 10%程度に認められる（欧米データ）ため，MDS や AML の頻度は高齢になるほど上昇する．

再生不良性貧血は血液像からは考えにくく，頻度は少ないながら脾辺縁帯リンパ腫などの悪性リンパ腫による汎血球減少の方が可能性は高くなる．

その後の臨床経過

血算		生化学			
WBC	1680 /μL	TP	6.8 g/dL	CRP	0.63 mg/dL
Hb	8.8 g/dL	Alb	3.7 g/dL		
MCV	86.4 fL	T-Bil	0.9 mg/dL	フェリチン	276.5 μg/dL
PLT	4.6×10^4 /μL	AST	18 U/L		
Ret	14.1 ‰	ALT	12 U/L		
		LDH	199 U/L		
Blast	2.0 %	γ-GTP	38 U/L		
Myelo	3.0 %	BUN	14.1 mg/dL		
Neutro	58.5 %	Cre	0.89 mg/dL		
Eosino	0.0 %	尿酸	5.0 mg/dL		
Baso	0.0 %				
Mono	3.5 %				
Lymph	33.0 %				

本症例の血液像でも芽球を認めており，骨髄穿刺の結果，3 系統の異形成と芽球の増加を認めた．芽球比率は 10%台であったため，診断としては MDS EB-2 の診断となった．アザシチジンが有効であったため，各血球が回復し長期生存している．

症例3 50代・女性

【主　訴】汎血球減少精査
【現病歴】高血圧で近医クリニックに通院中の患者．易疲労感と紫斑を主訴にかかりつけ医を受診し，汎血球減少を認めたため紹介．
【既往歴】高血圧で内服治療中．

血液検査結果

血算		生化学			
WBC	700 /μL	TP	7.3 g/dL	CRP	0.12 mg/dL
Hb	7.6 g/dL	Alb	4.1 g/dL		
MCV	93.3 fL	T-Bil	1.0 mg/dL	フェリチン	10.0 μg/dL
PLT	1.4×10^4 /μL	AST	11 U/L		
Ret	2.1 ‰	ALT	5 U/L	EPO	1356 mIU/mL
		LDH	159 U/L		
Neutro	19.8 %	γ-GTP	12 U/L		
Eosino	0.5 %	BUN	17.2 mg/dL		
Baso	0.7 %	Cre	0.83 mg/dL		
Mono	1.2 %	尿酸	4.2 mg/dL		
Lymph	77.8 %				

CQ1: 注目すべきデータはどれか？

CQ2: 本患者で最も疑わしい診断は何か？

CQ1: アンサー

まず，好中球が 200/μL と著減し，血小板数も 2 万 /μL 未満であり，緊急対応が必要であることがわかる．特に好中球が 500/μL 未満であり，感染を併発すれば 1～2 日のうちに命に関わることが重要である．次に鑑別を進める上でリンパ球比率が高いこと，LDH が上昇していないことが重要である．エリスロポエチン（EPO）値からは再生不良性貧血などの造血不全を強く疑う．

CQ2: アンサー

記載した通りで高度の汎血球減少に LDH の上昇がなく，リンパ球比率が高い．年齢が比較的若いことも加えれば，この時点で最有力は再生不良性貧血になる．

その後の臨床経過

血算		生化学			
WBC	700 /μL	TP	7.3 g/dL	CRP	0.12 mg/dL
Hb	7.6 g/dL	Alb	4.1 g/dL		
MCV	93.3 fL	T-Bil	1.0 mg/dL	フェリチン	10.0 μg/dL
PLT	1.4×10^4 /μL	AST	11 U/L		
Ret	2.1 ‰	ALT	5 U/L	EPO	1356 mIU/mL
		LDH	159 U/L		
Neutro	18.0 %	γ-GTP	12 U/L		
Eosino	2.0 %	BUN	17.2 mg/dL		
Baso	0.0 %	Cre	0.83 mg/dL		
Mono	2.0 %	尿酸	4.2 mg/dL		
Lymph	78.0 %				

当院の血液像でも異形成や芽球の増加などを認めなかった．骨髄検査では低形成骨髄で芽球の増加や異形成もなく，リンパ球や形質細胞などの顆粒球系細胞以外が目立つ典型的な再生不良性貧血の像であった．抗胸腺細胞グロブリン＋シクロスポリン＋エルトロンボパグで血球は改善した．

症例4 30代・男性

【主　訴】全身のあざ
【現病歴】1ヶ月前から全身倦怠感を自覚していた．全身にあざが出るようになり，近医クリニックを受診．採血で血液疾患を疑ったため，即日当科に紹介となった．
【既往歴】なし

 血液検査

血算		生化学			
WBC	2900 /μL	TP	7.4 g/dL	CRP	0.10 mg/dL
Hb	10.3 g/dL	Alb	4.9 g/dL	フェリチン	545.1 μg/dL
MCV	86.1 fL	T-Bil	0.8 mg/dL	PT-INR	1.64
PLT	2.1×10^4 /μL	AST	33 U/L	APTT	40.4 sec
Ret	30.2 ‰	ALT	48 U/L		(cont 24-34)
		LDH	543 U/L	フィブリノゲン	67 mg/dL
Neutro	54.2 %	γ-GTP	21 U/L	D-dimer	15.9 μg/dL
Eosino	0.0 %	BUN	12.0 mg/dL		
Baso	0.0 %	Cre	0.88 mg/dL		
Mono	27.6 %	尿酸	7.8 mg/dL		
Lymph	18.2 %				

CQ1: 本症例で最も緊急性が高いと思われる検査結果はどれか？

CQ2: 本症例で疑うべき疾患は何か？

CQ1: アンサー

最も緊急性が高いデータは血小板減少と凝固系の異常，特にフィブリノゲンの著減である．汎血球減少に加えて，凝固系の異常がある場合は APL の可能性がある．特に血球減少で見つかった APL であれば現在治療介入できれば 90% は完治が期待できる疾患であり，APL を初診で捕まえることは重要である．

筆者も 10 年以上前に 2 週間以上近医で気が付かずに入院治療をされており，搬送されてきたが到着と同時に脳出血で亡くなった患者や，受診する途中で脳出血を起こして亡くなった患者を知っているので，APL を早い段階で見つけることは全ての開業医，内科医には心がけてほしいと考えている．

CQ2: アンサー

繰り返しになるが APL をまず疑い近くの血液内科に連絡をとる必要がある．

その後の臨床経過

血算		生化学			
WBC	2900 /μL	TP	7.4 g/dL	CRP	0.10 mg/dL
Hb	10.3 g/dL	Alb	4.9 g/dL	フェリチン	545.1 μg/dL
MCV	86.1 fL	T-Bil	0.8 mg/dL	PT-INR	1.64
PLT	2.1×10^4 /μL	AST	33 U/L	APTT	40.4 sec
Ret	30.2 ‰	ALT	48 U/L		(cont 24-34)
		LDH	543 U/L	フィブリノゲン	67 mg/dL
Blast	1.0 %	γ-GTP	21 U/L	D-dimer	15.9 μg/dL
Promyelo	71.5 %	BUN	12.0 mg/dL		
Neutro	7.5 %	Cre	0.88 mg/dL		
Eosino	0.0 %	尿酸	7.8 mg/dL		
Baso	0.0 %				
Mono	0.5 %				
Lymph	19.0 %				

初診時の採血データの血液像では前骨髄球が主体で増加しており，骨髄検査でも APL と診断した．PML-RARA は陽性であった．オールトランスレチノイン酸と亜ヒ酸を併用した治療で完全寛解となり，地固め療法まで終了して経過観察中である．

症例5 80代・女性

【主　訴】発熱
【現病歴】2週間ほど前から38℃台の発熱があり，近医を受診．解熱剤や抗菌薬を処方されたが改善がなく，体動困難となり前医に救急搬送．全身のCTでは感染源を疑う所見もなく，軽度の脾腫のほかは異常を認めなかった．広域抗菌薬治療を行ったが，改善がないことに加え，血球減少もあるため血液疾患疑いで当科に紹介となった．
【既往歴】高血圧・緑内障

血液検査

血算		生化学			
WBC	4710 /μL	TP	4.9 g/dL	CRP	13.5 mg/dL
Hb	9.9 g/dL	Alb	2.1 g/dL		
MCV	87.9 fL	T-Bil	0.9 mg/dL		
PLT	7.8×10^4 /μL	AST	290 U/L		
Ret	48.5 ‰	ALT	174 U/L		
		LDH	841 U/L		
Neutro	70.3 %	γ-GTP	76 U/L		
Eosino	0.0 %	BUN	25.7 mg/dL		
Baso	0.0 %	Cre	0.65 mg/dL		
Mono	12.1 %	尿酸	2.4 mg/dL		
Lymph	17.6 %				

CQ1: 検査結果の中で注目すべきものはどれか？

CQ2: この血球減少の原因は造血不全を疑うべきか，破壊の亢進を疑うべきか？

CQ3: 本症例の鑑別を進めるために，必要な検査は何か？

CQ1: アンサー

血球減少の程度はそれほどではないが，LDH が異常に高い．アルブミンの値が低下してきていることから，炎症が一定期間持続していることが疑われる．2週間前からの発熱とされているが，自然軽快する疾患ではないことが示唆されている．CRP 上昇と合わせて不明熱精査を念頭においた検査を考えるべきである．

CQ2: アンサー

網状赤血球が増加し，LDH も上昇しているため造血不全よりは，破壊の亢進を疑うべき状況である．結論的には血球貪食症候群もあったので，両方の病態があったと思われる．

CQ3: アンサー

不明熱精査と考えた場合，LDH の高度上昇から造血器悪性腫瘍を疑ってよい状況と思われる．追加した検査は悪性リンパ腫を疑い，sIL-2R や β2 ミクログロブリン，フェリチンなどである．なお，血球減少の鑑別も含め骨髄検査も実施したが，血液内科で行う検査であり，採血で出せる 3 つを出すことができれば十分と思われる．

その後の臨床経過

採血では sIL-2R 21136U/mL，B2MG 4.9mg/dL，フェリチン 7850ng/mL であり，悪性リンパ腫，特に**血管内リンパ腫とそれに伴う血球貪食症候群**を疑った．骨髄穿刺では血球貪食像を認めたが，ランダム皮膚生検・骨髄生検ではリンパ腫を確認できず．全身状態の悪化から，これ以上の時間のロスは生死に関わると判断し，血管内リンパ腫疑いとして R-CHOP を開始した．治療開始後は速やかに解熱し，血球減少も抗がん剤の副作用が抜けた後はほぼ正常となった．6 コースの治療を終了し，寛解状態を確認の上で経過観察を継続している．

本章のまとめ

◆汎血球減少をみたときに以下の疾患を考える

- 再生不良性貧血・MDS などの造血不全
- 急性白血病，一部の悪性リンパ腫
- 膠原病

◆汎血球減少があって速やかに血液内科に紹介するのは

- 好中球 500/μL 未満，血小板 5 万未満の患者
- 凝固系の異常がある患者（APL 疑い）
- LDH の高度増加があり，ビタミン B_{12} 欠乏が否定的な患者

COLUMN 汎血球減少をきたす急性白血病

急性白血病といえば「白血球増加，貧血，血小板減少」ですが，汎血球減少の場合もあります．1つはAPLで，汎血球減少が多いです．2つ目にAMLのうち，MDSからの移行症例は汎血球減少も多いです．急性リンパ芽球性白血病（ALL）のうち，一定頻度で汎血球減少の患者がいます．結局，汎血球減少でも白血病は除外が必要ということになります．

CHAPTER 08:

血小板減少の鑑別を中心に対応を考える

　血小板減少をみた時の順序として考えるべきことは，溶血性貧血があるかどうかである．溶血性貧血がある場合は血栓性血小板減少性紫斑病（TTP）と Evans 症候群の 2 つをまず考えるが，TTP の場合は 2 週間で 90％が死亡する疾患のため，即座に紹介する必要がある．鑑別を進めるのは血液内科がやればよいので，溶血性貧血と血小板減少は血液内科に即座に紹介でよい．

　次にこの血小板数でどの程度のリスクがあるかということである．一般には血小板数が 10 万 /μL あれば一次止血に支障はない．患者には川の氾濫で決壊した堤防を塞ぐのに，一定数の土嚢があれば塞ぐ速度に大きな差はないと説明している．血小板数が 5 万 /μL 以上の場合，止血操作ができる手術や抜歯などには大きな問題はない．腰椎穿刺も血小板数 5 万 /μL はあった方がよいとされている．血小板数が 5 万 /μL を下回ると出血傾向が出てくるが，2 万 /μL 以上あれば播種性血管内凝固（DIC）がなければ出血死のリスクは大きくない．血小板数 2 万 /μL 未満であれば，すぐに出血死するとはいわないが，早急に血液内科のある病院へ紹介するべきだと思われる．

　特発性（免疫性）血小板減少性紫斑病（ITP）の場合は血小板数が 2 万 /μL 未満で治療適応になるが，5 万 /μL 未満で難病申請が可能なため，血小板 5 万 /μL 未満であれば基本的に血液内科のある病院へ紹介でよい．血小板数が 5 万 /μL 以上の場合，急性型であれば薬剤性・ウイルス性などを含め，自然軽快するのでかかりつけ医で経過観察可能である．また，ピロリ菌が陽性であるなら，かかりつけ医で除菌療法を行うのも一つである．

　ただし，血小板減少単独であっても，急性白血病の初期や骨髄異形成症候群（MDS），また調べてみたら抗リン脂質抗体症候群（APS），膠原病，DIC など他の疾患もあり得るため，注意が必要である．

症例1 70代・女性

【主　訴】紫斑
【現病歴】生来健康で，病院に通院などはしていなかった．健康診断も定期的には受診していなかった．数日前からあざが全身に出現するようになり，近医皮膚科を受診．採血で血小板減少を指摘され，当科を紹介．
【既往歴】なし

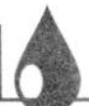 血液検査

血算		生化学			
WBC	7220 /μL	TP	7.8 g/dL	CRP	0.02 mg/dL
Hb	13.5 g/dL	Alb	4.9 g/dL		
MCV	86.5 fL	T-Bil	0.3 mg/dL	PT-INR	0.85
PLT	0.3×10^4 /μL	AST	22 U/L	APTT	30.0 sec
Ret	18.3 ‰	ALT	19 U/L		(cont 24-34)
		LDH	213 U/L	D-dimer	0.3 μg/mL
Neutro	73.6 %	γ-GTP	23 U/L		
Eosino	0.3 %	BUN	13.2 mg/dL		
Baso	0.6 %	Cre	0.54 mg/dL		
Mono	2.8 %	尿酸	2.2 mg/dL		
Lymph	22.7 %				

CQ1: この患者で疑うのは造血不全か，血小板寿命の減少のどちらか？

CQ2: 追加すべき検査は何か？

CQ3: 近くに血液内科がない場合，どのような治療を行うべきか？

JCOPY 498-22542

CQ1: アンサー

白血球数は正常で，分画にも大きな異常はない．貧血もなく，網状赤血球数にも大きな異常はない．網状赤血球が測れない場合，HbA1c と血糖値で造血不全があるかを推測することも可能である．現状では血小板減少の原因は破壊（消費）の亢進を疑うもので，血小板数が 1 万 /μL 未満になるものはほとんどが ITP である．

CQ2: アンサー

基本的に鑑別を進める上で重要な検査を出すが，抗核抗体や抗血小板抗体，抗ヘリコバクター・ピロリ抗体，PA-IgG などは提出した方がよい．理由はステロイドなどで速やかに改善するが，抗体関連のデータも変化するので，これらのデータは治療前に出しておく必要がある．

ちなみにこの患者では抗血小板抗体 陰性，抗核抗体 陰性，PA-IgG 176ng/10^7 であり，ピロリ菌抗体も陽性だった．

CQ3: アンサー

ITP を疑った場合，近くに血液内科があるならばこのデータであれば紹介すればよい．もし近くに血液内科がなく，血小板 2 万未満（2 万なら遠方でも血液内科でもよいが，血小板数 1 万 /μL 未満の場合は急いだ方がよい）で出血傾向が明らかな場合，ひとまず PSL 0.5～1mg/kg と大量ガンマグロブリン療法（IVIG）を行うことを検討してもよい．なお，ITP であれば造血能力は正常から亢進の状態であり，血小板破壊が少しでも下がると血小板が速やかに上昇することが多い．

その後の臨床経過

PSL 1mg/kg で治療を開始し，翌日には血小板数が 1 万 /μL 台に上昇したため，day 3 には退院とした．ピロリ菌陽性が判明してから除菌療法も追加した．現在は寛解状態で 3 ヶ月に 1 回の無治療経過観察を継続している．

症例2　70代・女性

【主　訴】なし（血小板減少精査）
【現病歴】高血圧で近医かかりつけの患者．採血で血小板減少を認めたため，精査のため受診．出血傾向などの症状はない．
【既往歴】高血圧

血液検査

血算		生化学			
WBC	4220 /μL	TP	7.9 g/dL	CRP	0.22 mg/dL
Hb	14.2 g/dL	Alb	4.4 g/dL		
MCV	89.5 fL	T-Bil	0.6 mg/dL	PT-INR	0.95
PLT	6.3×10^4 /μL	AST	13 U/L	APTT	32.1 sec
Ret	18.3 ‰	ALT	14 U/L		(cont 24-34)
		LDH	173 U/L	D-dimer	0.1 μg/mL
Neutro	65.4 %	γ-GTP	13 U/L		
Eosino	2.3 %	BUN	15.1 mg/dL		
Baso	0.8 %	Cre	0.74 mg/dL		
Mono	5.8 %	尿酸	2.2 mg/dL		
Lymph	25.7 %				

CQ1: 追加すべき検査は何か？

CQ2: ヘリコバクター・ピロリ菌が陽性であった．治療方針は何か？

CQ1: アンサー

血小板単独減少であり，白血球分画の異常もなく，LDHや凝固系も正常である．出血症状もないことから，ITPの可能性が高いと考える．ただし，軽度の血小板減少の場合，膠原病（SLEやシェーグレン症候群），肝硬変などの頻度も上がるため，他の疾患の否定は必要．今回のデータでは肝硬変は疑わないため，抗核抗体などの膠原病関連検査，ヘリコバクター・ピロリ菌関連検査，脾腫などの有無の確認（エコー，CTなど）を行うとよい．

CQ2: アンサー

血小板数が5万以上であり，ピロリ菌が陽性であればITPを念頭にピロリ菌除菌を行ってみるのも一つである．日本とイタリアにおいてはITPのうちピロリ菌が陽性の患者で，除菌をすることで40%は血小板数が改善するとされる．当院でITPと診断した患者が2年間で40名強いるが，除菌療法単独で治療を実施した患者が6名おり，全例で血小板数が上昇している．ピロリ菌が陽性の患者で除菌療法は有効な治療だと考える．

その後の臨床経過

本患者も除菌療法を行い，血小板数は13万/μL前後まで上昇した．血小板数が10万/μL以上であり，ITPとしては寛解状態のため，4ヶ月に1回程度の経過観察で様子を見ている．

追記

感染症でセフトリアキソン（CTRX）を使用し，翌日に血小板が0.2万/μLに低下し紹介になった患者がいたが，この場合薬剤性が疑わしいのでIVIGで様子を見たところ，2日後には血小板数は正常値になった．薬剤性ITP（DITP）は薬が体内から消えると改善するハプテン型が多い．

症例3 50代・男性

【主　訴】血小板減少精査

【現病歴】糖尿病で外来治療中に発熱・黄疸・出血症状が出現し，かかりつけ医を受診．採血で血小板減少・黄疸・LDH 上昇を認め，血液疾患疑いで紹介受診．

【既往歴】糖尿病

血液検査

血算		生化学			
WBC	5200 /μL	TP	5.9 g/dL	CRP	3.10 mg/dL
Hb	12.4 g/dL	Alb	3.7 g/dL		
MCV	87.5 fL	T-Bil	6.5 mg/dL		
PLT	0.9×10^4 /μL	AST	77 U/L		
Ret	39.1 ‰	ALT	78 U/L		
		LDH	1513 U/L		
Neutro	49.8 %	γ-GTP	34 U/L		
Eosino	4.8 %	BUN	33.2 mg/dL		
Baso	0.0 %	Cre	1.34 mg/dL		
Mono	14.1 %	尿酸	8.2 mg/dL		
Lymph	31.3 %				

CQ1: この患者について最重要ポイントはどこか？

CQ2: 検査値でまず疑うべき疾患は何か？　それを確認するための検査は何を出すべきか？

CQ3: この患者で行ってはいけない治療は何か？

CQ1: アンサー

貧血は目立たないが，網状赤血球の軽度上昇と血小板減少を認める．総ビリルビン上昇とLDHの高度上昇があり，溶血性貧血と血小板減少の合併を認める．最重要ポイントは溶血性貧血と血小板減少の合併である．

網状赤血球の上昇が低いのは期間が短いからであり，TTPのような急速に悪化する疾患では網状赤血球が上昇する前に発症する患者も多い．LDHの上昇については自己免疫性溶血性貧血（AIHA）であれば通常は300～500U/L程度の上昇が多く，1000U/Lを超えてくるのであれば直感的にはTTPかPNHのどちらかである．溶血性貧血の項目（Chapter 5）で記載したが，人工弁による溶血も同程度であったが，それは病歴である程度判断する他ない．

CQ2: アンサー

LDH高度上昇の溶血性貧血であればTTPやPNHを疑うが,PNHでは血小板減少を起こすのは造血不全型であり，このパターンはTTPである．ここから先は血液内科・腎臓内科などで行うべき検査であり，非専門医が，必須ではないかもしれないがクームス試験を行うことでAIHAでないことの確認，ハプトグロビンの確認，そしてADAMTS13活性とインヒビターの確認である．なお，この患者ではADAMTS13活性　0.01未満,ADAMTS13インヒビター 陽性，ハプトグロビン10未満，直接クームス試験 陰性，間接クームス試験 陰性であった．

CQ3: アンサー

血小板輸血は禁忌．TTPはADAMTS13というvon Willebrand因子マルチマーを切断する酵素が自己抗体で著減している疾患で，血小板がどんどん活性化し，血栓ができていく疾患である．たまに「(ITPの患者に）血小板輸血をしてもよいでしょうか？」と質問を受けるが,「TTPでは禁忌ですが，ITPは血小板輸血の効果が持続しないだけですので，どうしようもない時は問題ないですよ」と伝えている．おそらくITPとTTPを混同されている先生もいるので記載した．

その後の臨床経過

入院後，ステロイド＋血漿交換で改善傾向であったが，2週間程度で再燃したため，新鮮凍結血漿の輸血＋リツキシマブを投与．その後は再燃なく経過している．

JCOPY 498-22542

症例4　70代・女性

【主　訴】血小板減少精査
【現病歴】慢性胆嚢炎のため外科で手術予定の患者．採血で血小板減少を認めたため，当科に紹介．出血傾向は認めない．
【既往歴】高血圧，慢性胆嚢炎

血液検査

血算		生化学			
WBC	5220 /μL	TP	7.4 g/dL	CRP	0.92 mg/dL
Hb	12.2 g/dL	Alb	3.9 g/dL		
MCV	87.2 fL	T-Bil	0.9 mg/dL	PT-INR	0.85
PLT	4.3×10^4 /μL	AST	42 U/L	APTT	92.5 sec
Ret	18.1 ‰	ALT	39 U/L		(cont 24-34)
		LDH	233 U/L	D-dimer	1.3 μg/mL
Neutro	52.4 %	γ-GTP	52 U/L		
Eosino	0.5 %	BUN	19.3 mg/dL		
Baso	0.6 %	Cre	0.91 mg/dL		
Mono	7.8 %	尿酸	6.2 mg/dL		
Lymph	38.7 %				

CQ1: この患者の最も問題となるデータはどれか？

CQ2: 最も疑わしい疾患は何か？　そのために何の検査をするべきか？

CQ3: その後の対応はどうするべきか？

JCOPY 498-22542

CQ1: アンサー

血小板減少のため紹介となったが，外科の採血で APTT がすでに高度延長となっていた．最も重要なポイントはここになる．APTT 単独の高度延長のため，まず考えるべき疾患は後天性血友病である．後天性血友病は別に症例を提示するが，通常は 10％が出血死する「APTT とは無関係に出血が目立つ疾患」であり，出血傾向がないというのは通常は考えにくい．また，血小板減少を伴うことも通常はない．

抗リン脂質抗体症候群（APS）は APTT の検査で「反応を刺激する」ために使用する「リン脂質」に対して抗体ができているため，APTT 反応が起こらずに APTT が延長する．そのため，体の中では出血傾向は起きない．むしろ血栓傾向になっている疾患である．血小板減少が時折合併することがあり，抗リン脂質抗体症候群関連血小板減少症という概念がある

CQ2: アンサー

APS と APS 関連血小板減少症である．クロスミキシングテスト，ループスアンチコアグラント（LA），抗核抗体，抗カルジオリピン抗体などを提出している．また，除外診断のために凝固因子とインヒビターも提出し，陰性を確認した．この患者では ITP のときに提出する各抗体も出している．最終的に抗核抗体 160 倍，LA 陽性，クロスミキシングテスト陽性，抗血小板抗体や凝固因子は正常で，インヒビターもなく APS と診断した（再検も実施）．

CQ3: アンサー

本症例のように血小板減少まで伴った患者で，抗血小板薬や抗凝固薬を使用するかは検討の必要があるが，血小板数が 5 万を超えるようであれば通常は実施している．本症例でまず行うべきことは血栓症・出血の有無の確認で，ほとんどは外科で実施されていたが，下肢静脈エコーは実施した．

その後の臨床経過

下肢静脈エコーなどの精査を行い，経過を見ていたところ血小板数が 5 万〜6 万/μL に上昇したため，抗血小板薬を加えて手術のタイミングを待っている．なお，時折 APS で術後に急速に血小板減少が悪化することもあるので，このようなケースでは血液内科のある病院の方がよい．

本章のまとめ

◆血小板減少のみ（凝固系の異常がない）の患者では

- 血小板5万〜10万/μLは通常無症状，経過観察も可能で，ピロリ菌が陽性なら除菌を試してみる
- 血小板5万未満は出血症状が出現し，ITPだとしても中等症で難病申請が可能なので，血液内科に紹介
- 血小板数2万未満では治療適応があるので，血液内科に紹介

◆血小板減少があって

- 他の血球減少があったら他の血液疾患を念頭に血液内科に紹介
- 溶血性貧血がある，もしくは疑わしい場合はTTP疑いで即日に血液内科に紹介
- 凝固異常があり，PT/APTT/FDPなどの異常があるのはDIC
- 凝固異常がAPTT単独異常の場合，APSを考慮

COLUMN

血栓性血小板減少性紫斑病（TTP）の速度

TTPは2週間で90%が死亡しますと書かれていますが，血液内科が接したらそのような経過を見ることがないです．たまたまですが，1週間前に一般内科に入り，TTPの5徴が出揃ってから紹介があり，転院された患者がいます．本当に1週間で急激に悪化し，ICU管理しながら救命しました．最終的に元気に帰られているのでよいのですが，TTPは早めに気がつけばほとんど救命できますので，一般内科で見逃さないようにしましょう．

CHAPTER 09:

白血球増加をみたときの対応について

白血球は一般的には好中球が主体であり，好中球が細菌感染に伴い上昇するため，白血球増加単独の場合は緊急で血液内科に送る必要があるケースは稀である.

白血球増加のみで血液内科で対応するものはおそらく「慢性骨髄性白血病（CML）の初期（他の血球が上がる前)」，「低悪性度リンパ腫の白血化」「慢性リンパ性白血病（CLL)」などであり，他の疾患であれば貧血や血小板減少を起こしてくることが多い.

逆に白血球増加に加えて貧血や血小板減少が起きている場合は，常に血液疾患があるかを考える必要がある．ただし，白血球増加が慢性的な炎症のためで，慢性炎症に伴う貧血（既出）と播種性血管内凝固（DIC）などによる血小板減少を起こしているケースもあるので，絶対に血液疾患というつもりはない.

ただ，迷うのであれば「白血球増加に貧血や血小板減少を伴うのであれば，血液疾患を疑い血液内科に紹介」としてよいと考えている.

白血球増加に貧血や血小板減少を起こす疾患の主体は急性白血病，CLL の進行期，骨髄異形成症候群 / 骨髄増殖性腫瘍（MDS/MPN）などを考える必要があるが，この鑑別は血液内科が進めればよい.

非専門医の段階で考えるべきことは「この白血球増加は血液内科に紹介するべき患者か，否か」であって，それ以上ではないと考えている.

症例1 40代・男性

【主　訴】四肢のあざ，全身倦怠感
【現病歴】1週間前から四肢のあざ，倦怠感が出現し，近医を受診．採血で白血球増加，血小板減少を認めたため紹介．先月行った健康診断では異常は指摘されていなかった．
【既往歴】なし

血液検査

血算		生化学			
WBC	87000 /μL	TP	6.8 g/dL	CRP	2.10 mg/dL
Hb	13.3 g/dL	Alb	3.4 g/dL	フェリチン	358.2 ng/mL
MCV	87.5 fL	T-Bil	0.6 mg/dL	PT-INR	1.06
PLT	3.2×10^4 /μL	AST	55 U/L	APTT	30.5 sec
Ret	7.1 ‰	ALT	13 U/L		(cont 24-34)
		LDH	723 U/L	D-dimer	1.4 μg/mL
Neutro	1.4 %	γ-GTP	76 U/L		
Eosino	0.7 %	BUN	27.2 mg/dL		
Baso	85.4 %	Cre	0.94 mg/dL		
Mono	5.7 %	尿酸	10.2 mg/dL		
Lymph	6.8 %				

CQ1: この患者で注意すべきデータは何か？

CQ2: 急性白血病を疑うデータだが，増殖速度が速いことを示唆するデータ・病歴はどれか？

JCOPY 498-22542

CQ1: アンサー

血小板減少が進んでいること，好中球が機械カウントながら少ないことが重要である．

好塩基球の増加を機械カウントで認めているが，これほどのデータになることは通常ない．機械カウントの場合，大きさ（FSC）や内部構造の複雑さ・顆粒など（SSC）で好中球や好塩基球などを分類している．そのため，芽球がいる場合は「判定不能（エラー）」になったり，他の分画が増加していたりすることが多い．

その他，急性白血病を疑う状態でLDHが高いのは注意が必要である．今回，所見はないが，もう一つ気にしてほしいデータは血小板減少に加えてDICを疑う凝固異常がある場合はAPL（既出）でなくとも緊急事態である．DIC所見が比較的多いのは単球系の白血病であり，増殖速度も速く，臓器に浸潤する傾向もあるため注意が必要である．

CQ2: アンサー

まず，血液像の目視像を含めたデータを示す．

血算		生化学			
WBC	87000 /μL	TP	6.8 g/dL	CRP	2.10 mg/dL
Hb	13.3 g/dL	Alb	3.4 g/dL	フェリチン	358.2 μg/dL
MCV	87.5 fL	T-Bil	0.6 mg/dL	PT-INR	1.06
PLT	3.2×10^4 /μL	AST	55 U/L	APTT	30.5 sec
Ret	7.1 ‰	ALT	13 U/L		(cont 24-34)
		LDH	723 U/L	D-dimer	1.4 μg/dL
Blast	89.0 %	γ-GTP	76 U/L		
Neutro	1.0 %	BUN	27.2 mg/dL		
Eosino	0.0 %	Cre	0.94 mg/dL		
Baso	0.0 %	尿酸	10.2 mg/dL		
Mono	0.5 %				
Lymph	8.5 %				

記載のように好塩基球とカウントされていたものは全て芽球である．血小板減少に比較して貧血が進んでいないことは増殖速度が速いことを示している．また，先月の健康診断で異常所見がなかったということは1ヶ月で急速に悪化していることを示している．急性白血病はそのような経過で発症する可能性があり，速やかに血液内科のある病院へ紹介する必要がある．

その後の臨床経過

アウエル小体陽性，ペルオキシダーゼ染色（POD）陽性の芽球であり，AMLと診断した．当院で受け入れ困難であったため，近くの大学病院へ転院となった．

JCOPY 498-22542

症例2 40代・女性

【主　訴】貧血，意識消失
【現病歴】数週間前から貧血症状を自覚していたが経過を見ていた．スーパーで買い物中に倒れ，救急搬送され，白血球増加，貧血，血小板減少を認め，血液疾患が疑われ当科を紹介．
【既往歴】なし

血液検査

血算		生化学			
WBC	15900 /μL	TP	6.2 g/dL	CRP	1.10 mg/dL
Hb	6.3 g/dL	Alb	3.0 g/dL	フェリチン	47.1 μg/mL
MCV	94.5 fL	T-Bil	1.3 mg/dL	PT-INR	1.43
PLT	5.2×10^4 /μL	AST	35 U/L	APTT	37.5 sec
Ret	6.2 ‰	ALT	23 U/L		(cont 24-34)
		LDH	423 U/L	D-dimer	1.2 μg/mL
Neutro	エラー %	γ-GTP	16 U/L		
Eosino	エラー %	BUN	17.2 mg/dL		
Baso	エラー %	Cre	0.54 mg/dL		
Mono	エラー %	尿酸	7.2 mg/dL		
Lymph	20.8 %				

CQ1: 血液疾患を示唆するデータはどれか？

CQ2: 腫瘍細胞の増殖が比較的ゆっくりであることを示すデータはどれか？

JCOPY 498-22542

CQ1: アンサー

白血球増加，貧血，血小板減少を認めている．DIC 所見はなく，血小板減少が DIC などよりは造血不全の可能性が高く，血液疾患を強く疑う．特に血液像の機械カウントでエラーになっている．血液疾患以外の患者ではエラーになることは普通ない．LDH 上昇とあわせて血液疾患を疑う状況である．

CQ2: アンサー

血小板減少と同時に貧血の進行を認める．網状赤血球数も 1 万 /μL 前後と低く，造血障害がある．赤血球寿命は 120 日であり，貧血進行には数ヶ月必要なため，急速に悪化したタイプの血液疾患ではない．急性白血病であれば急性リンパ性白血病や AML M2, AML M6（FAB 分類）などを疑う．また，他の造血器悪性腫瘍の可能性を考える．

その後の臨床経過

血算		生化学			
WBC	15900 /μL	TP	6.2 g/dL	CRP	1.10 mg/dL
Hb	6.3 g/dL	Alb	30 g/dL	フェリチン	47.1 ng/mL
MCV	94.5 fL	T-Bil	1.3 mg/dL	PT-INR	1.43
PLT	5.2×10^4 /μL	AST	35 U/L	APTT	37.5 sec
Ret	6.2 ‰	ALT	23 U/L		(cont 24-34)
		LDH	423 U/L	D-dimer	1.2 μg/mL
Blast	99.5 %	γ-GTP	16 U/L		
Neutro	0.0 %	BUN	17.2 mg/dL		
Eosino	0.0 %	Cre	0.54 mg/dL		
Baso	0.0 %	尿酸	7.2 mg/dL		
Mono	0.0 %				
Lymph	0.5 %				

血液像で芽球が 95％以上となっていた．芽球は POD 陰性で，リンパ系マーカーが陽性であり，急性リンパ性白血病と診断した．BCR-ABL は陰性であり，Ph 染色体陰性急性リンパ性白血病の診断で抗がん剤治療を行った．

症例3 60代・男性

【主　訴】なし（健診異常）
【現病歴】健康診断で白血球増加を指摘され受診．体調不良などはない．
【既往歴】なし
　　　　　喫煙歴なし

血液検査

血算		生化学			
WBC	40300 /μL	TP	7.4 g/dL	CRP	0.70 mg/dL
Hb	17.2 g/dL	Alb	4.5 g/dL	フェリチン	397.5 ng/mL
MCV	95.1 fL	T-Bil	0.6 mg/dL		
PLT	33.4×10^4 /μL	AST	27 U/L		
Ret	23.2 ‰	ALT	28 U/L		
		LDH	494 U/L		
Neutro	85.2 %	γ-GTP	77 U/L		
Eosino	1.5 %	BUN	14.3 mg/dL		
Baso	3.8 %	Cre	0.80 mg/dL		
Mono	2.2 %	尿酸	6.8 mg/dL		
Lymph	7.3 %				

CQ1: 血液検査の結果で疑わしい疾患は何か？　その根拠は？

CQ2: 鑑別を進めるために行うべき検査は何か？

JCOPY 498-22542

CQ1: アンサー

白血球増加を認め，貧血や血小板減少はない．LDH 上昇を認めており，CRP も上昇しておらず類白血病反応ではないと思われる．注目するべきポイントは機械カウントで好塩基球の増加があることである．好塩基球が約 4%，白血球が 4 万 /μL のため，1600/μL あることになる．好塩基球が 500/μL を超えるときは慢性骨髄性白血病（CML）を疑う必要がある．

CQ2: アンサー

CML の可能性が高く，ビタミン B_{12} や NAP スコアなどの確認も可能だが，通常は BCR-ABL 遺伝子を確認し，診断する．

その後の臨床経過

血液検査で目視の血液像で好塩基球だけでなく，骨髄球の増加を認める．この 2 つが合わさった場合，CML であることがほとんどである．BCR-ABL 融合遺伝子が陽性であり，CML と確定診断した．チロシンキナーゼ阻害剤（TKI）で治療を開始し，半年後には分子遺伝学的大寛解（MMR）を達成した．

血算		生化学			
WBC	40300 /μL	TP	7.4 g/dL	CRP	0.70 mg/dL
Hb	17.2 g/dL	Alb	4.5 g/dL	フェリチン	397.5 ng/mL
MCV	95.1 fL	T-Bil	0.6 mg/dL		
PLT	33.4×10^4 /μL	AST	27 U/L		
Ret	23.2 ‰	ALT	28 U/L	Major BCR-ABL	
		LDH	494 U/L	IS	90.8421 %
Blast	0.0 %	γ-GTP	77 U/L		
Myelo	12.5 %	BUN	14.3 mg/dL		
Neutro	70.5 %	Cre	0.80 mg/dL		
Eosino	4.0 %	尿酸	6.8 mg/dL		
Baso	4.0 %				
Mono	3.5 %				
Lymph	5.5 %				

症例4 60代・女性

【主　訴】なし（白血球増加精査）

【現病歴】高血圧の診断で治療中の患者．1年前から軽度の白血球増加があり，3ヶ月ごとに採血を行っていたが，徐々に増加傾向のため，精査のため紹介．

【既往歴】高血圧
喫煙歴なし

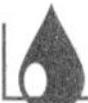

血液検査結果

血算		生化学			
WBC	13500 /μL	TP	6.6 g/dL	CRP	0.21 mg/dL
Hb	13.4 g/dL	Alb	4.1 g/dL		
MCV	90.8 fL	T-Bil	0.5 mg/dL		
PLT	25.0×10^4 /μL	AST	16 U/L		
Ret	14.2 ‰	ALT	15 U/L		
		LDH	182 U/L		
Neutro	27.0 %	γ-GTP	18 U/L		
Eosino	1.6 %	BUN	17.9 mg/dL		
Baso	0.4 %	Cre	0.81 mg/dL		
Mono	5.0 %	尿酸	5.3 mg/dL		
Lymph	66.0 %				

CQ1: 血液検査で注目すべきデータは何か？

CQ2: この患者の診断のために出すべき検査は何か？

JCOPY 498-22542

CQ1: アンサー

白血球増加を認めるが，貧血や血小板減少は認めない．増えている白血球は機械カウントでリンパ球である．リンパ球数が 5000/μL を超えている可能性が高く，1 年の経過があってもリンパ球増加以外の所見がないことから，CLL の初期を考える必要がある．

CQ2: アンサー

末梢血のフローサイトメトリー（FCM）を提出するのが重要である．

その後の臨床経過

FCM で CD5 陽性，CD23 陽性の B 細胞腫瘍を認め，他の腫瘍細胞を示す所見はなく CLL と診断した．CT ではリンパ節腫大はなく，3 ヶ月ごとの経過観察を継続している．

追記

末梢血にリンパ球が増加する疾患のうち腫瘍性疾患で多いものは CLL のほか，濾胞性リンパ腫（FL），マントル細胞リンパ腫（MCL），脾辺縁帯リンパ腫（SMZL），ヘアリー細胞白血病（HCL）などがある．診断によっては治療適応があるため，リンパ球増加であっても，近隣に血液内科があるのであれば紹介した方がよいと思われる．

COLUMN

急性骨髄性白血病の BSC

急性骨髄性白血病（AML）で輸血などを中心とした Best Supportive Care（BSC）では日本国内，北欧などいくつかデータがありますが，共通で中央生存期間が 2 ヶ月になっています．高齢者データになりますが，もし BSC なら 2 ヶ月ですので無治療だともっと早い可能性が高いです．急性白血病の経過はそんなもんだと思ってください．

症例5 60代・女性

【主　訴】なし（白血球増加精査）
【現病歴】健康診断で白血球増加を認めたため，近医を受診．採血で白血球増加，貧血，血小板減少を認め，急性白血病疑いで紹介となった．自覚症状はない．体重減少などもない．
【既往歴】なし
喫煙歴なし

血液検査

血算		生化学			
WBC	33500 /μL	TP	7.6 g/dL	CRP	0.17 mg/dL
Hb	8.6 g/dL	Alb	4.2 g/dL		
MCV	92.8 fL	T-Bil	0.3 mg/dL		
PLT	7.8×10^4 /μL	AST	26 U/L		
Ret	12.1 ‰	ALT	19 U/L		
		LDH	172 U/L		
Neutro	6.2 %	γ-GTP	17 U/L		
Eosino	1.1 %	BUN	11.9 mg/dL		
Baso	0.3 %	Cre	0.61 mg/dL		
Mono	3.0 %	尿酸	4.8 mg/dL		
Lymph	89.4 %				

CQ1: 治療適応のある血液疾患の可能性が高いが，ポイントとなる検査結果はどれか？

CQ2: 急性白血病疑いで紹介となったが，最初から可能性は低いと判断可能である．ポイントになる経過，データはどれか？

CQ3: 鑑別を進めるために行うべき検査は何か？

JCOPY 498-22542

CQ1: アンサー

白血球増加，貧血，血小板減少があり，リンパ球主体の増加のため，治療適応のある血液疾患，特にリンパ系腫瘍の可能性が高い．

CQ2: アンサー

急性白血病で貧血が進行する場合，急性リンパ性白血病など比較的ゆっくり増殖するタイプのことが多い．LDH が比較的低い患者もいるが，白血球の増加に合わせて上昇し，症状が出ることが多い．リンパ芽球が機械カウントでリンパ球に分類されることがないとは言わないが，どちらかというと「芽球」のためエラーになることが多い．そのため CLL かリンパ腫の白血化を考える必要がある．

CQ3: アンサー

本患者では CLL とその鑑別疾患の精査が必要である．治療適応があるため，診断に合わせた抗がん剤治療が必要になる．目視で異形の強いリンパ球の場合は悪性リンパ腫の白血化のことが多い．FCM に加えて FISH 法による染色体異常の検索が有用である．

その後の臨床経過

血算		生化学			
WBC	33500 /μL	TP	7.6 g/dL	CRP	0.17 mg/dL
Hb	8.6 g/dL	Alb	4.2 g/dL		
MCV	92.8 fL	T-Bil	0.3 mg/dL	sIL-2R	2998 U/mL
PLT	7.8×10^4 /μL	AST	26 U/L	FCM で CD5+CD23+の B 細胞腫瘍を認める	
Ret	12.1 ‰	ALT	19 U/L		
		LDH	172 U/L		
Neutro	6.0 %	γ-GTP	17 U/L	IgH-Bcl2	陰性
Eosino	1.0 %	BUN	11.9 mg/dL	IgH-CCND1	陰性
Baso	0.0 %	Cre	0.61 mg/dL		
Mono	2.5 %	尿酸	4.8 mg/dL		
Lymph	90.5 %				

上記のように悪性リンパ腫よりは CLL を疑うデータであった．CLL の診断でイブルチニブによる治療を開始し，部分寛解を得て治療を継続している．

症例6 80代・女性

【主　訴】全身倦怠感・下腿浮腫（白血球増加精査）
【現病歴】全身倦怠感，難治性浮腫のため近医を受診．白血球増加，CTで全身のリンパ節腫大を認めたため，悪性リンパ腫疑いで当科を紹介．
【既往歴】高血圧
血液検査

血算		生化学			
WBC	18500 /μL	TP	7.8 g/dL	CRP	4.19 mg/dL
Hb	8.4 g/dL	Alb	2.3 g/dL		
MCV	86.2 fL	T-Bil	0.5 mg/dL		
PLT	8.1×10^4 /μL	AST	45 U/L		
Ret	14.5 ‰	ALT	13 U/L		
		LDH	388 U/L		
Neutro	16.6 %	γ-GTP	17 U/L		
Eosino	0.0 %	BUN	29.9 mg/dL		
Baso	0.2 %	Cre	0.65 mg/dL		
Mono	エラー %	尿酸	7.8 mg/dL		
Lymph	エラー %				

CQ1: 本症例は治療適応のある慢性リンパ性白血病と悪性リンパ腫の白血化のどちらの可能性が高いか？

CQ2: FCMの結果CD5陽性，CD23陰性のB細胞腫瘍を認め，sIL-2Rは8200U/Lであった．追加検査は何を行うか？

CQ1: アンサー

機械カウントでエラーメッセージが出ていることから，増加している腫瘍は機械ではリンパ球に当てはめることができていない，異形リンパ球であることが推測できる．異形リンパ球が主体で増えているのであれば，悪性リンパ腫の可能性が高い．また，LDH が高く，アルブミン低下や炎症反応の上昇などを認め，症状が出るリンパ系悪性腫瘍を疑う．慢性リンパ性白血病でも悪化時は同様の所見を得ることが多いが，ゆっくり進行するため高血圧で定期受診をしているならばどこかで診断がついている可能性が高い．過去の採血結果がわかればより正しく推測可能である．

CQ2: アンサー

CD5 陽性, CD23 陰性であれば，通常は MCL を疑う必要がある. IgH-CCND1 を確認できれば診断できる.

その後の臨床経過

リンパ節生検，および上部・下部消化管内視鏡検査で MCL の確定診断を得た．リツキシマブ - ベンダムスチン療法を 6 コース施行し，完全寛解を得た．

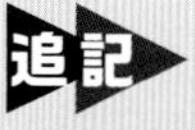

CD5 陰性，CD23 陰性，CD10 陽性であれば FL の白血化を疑い，IgH-BCL2 を確認する．脾腫が主体で CD5 陰性，CD23 陰性，CD10 陰性〜陽性で CD20 が強陽性の場合は SMZL を疑う．SMZL の場合は汎血球減少になることも多い．

症例7　20 代・女性

【主　訴】発熱（白血球増加，白血病疑い）

【現病歴】1 週間前より続く発熱，咽頭痛のため近医を受診．採血で白血球増加，肝酵素上昇などを認め，血液疾患疑いで当科を紹介．身体所見では白苔を伴う扁桃腫大，頸部リンパ節腫大を認める．

【既往歴】なし

血液検査

血算		生化学			
WBC	23370 /μL	TP	7.0 g/dL	CRP	1.58 mg/dL
Hb	15.9 g/dL	Alb	3.8 g/dL		
MCV	92.3 fL	T-Bil	0.4 mg/dL		
PLT	35.8×10^{4} /μL	AST	195 U/L		
Ret	12.5 ‰	ALT	241 U/L		
		LDH	595 U/L		
Neutro	15.4 %	γ-GTP	268 U/L		
Eosino	0.3 %	BUN	10.8 mg/dL		
Baso	0.2 %	Cre	0.87 mg/dL		
Mono	4.7 %	尿酸	6.8 mg/dL		
Lymph	79.4 %				

CQ1: 病歴，検査結果から何を疑うか？

CQ2: 診断のために出す検査は何か？

CQ1: アンサー

若年で，白苔を伴う扁桃腫大があり，有痛性の頸部リンパ節を触知する．この段階で「溶連菌」，「アデノウイルス」，「EB ウイルス（EBV）」を念頭におく必要がある．リンパ球の増加と肝酵素上昇を伴うので，典型的な伝染性単核球症のデータである．

通常は 3 週間程度で発熱などの症状は改善し，検査データは 2〜3 週間程度遅れて改善する．

CQ2: アンサー

伝染性単核球症を起こすのは EBV とサイトメガロウイルス（CMV）になる．ともに初感染で起きるが，EBV の方が診療する頻度は多い．通常は VCA IgM 抗体（陽性から陰性化），VCA IgG 抗体陽性，EBNA 陰性を確認する．VCA IgG と EBNA 抗体は感染後陽性が持続する．

その後の臨床経過

検査結果を示す．

血算		生化学			
WBC	23370 /μL	TP	7.0 g/dL	CRP	1.58 mg/dL
Hb	15.9 g/dL	Alb	3.8 g/dL		
MCV	92.3 fL	T-Bil	0.4 mg/dL	CMV IgM	+5.93
PLT	35.8×10^4 /μL	AST	195 U/L	CMV IgG	+2.67
Ret	12.5 ‰	ALT	241 U/L		
		LDH	595 U/L	EBNA	80
Neutro	15.4 %	γ-GTP	268 U/L	EBV VCA IgM	陰性
Eosino	0.3 %	BUN	10.8 mg/dL	EBV VCA IgG	陽性
Baso	0.2 %	Cre	0.87 mg/dL		
Mono	4.7 %	尿酸	6.8 mg/dL		
Lymph	79.4 %				

通常，EBV VCA IgM と Ig G が陽性になり，EBNA が陰性であれば EBV による伝染性単核球症である．今回は既感染パターン（EBNA が陽性になるまで数ヶ月かかる）のため，CMV 抗体を追加したところ，CMV の初感染であり，CMV による伝染性単核球症と診断した．通常通り，症状は 2〜3 週の経過で軽快し，検査結果は症状消失から 1 ヶ月後の外来では正常化していた．

本章のまとめ

◆白血球増加があり，貧血や血小板減少がない場合

- 血小板増加があり，LDH 上昇があり，CRP が正常なら CML などを疑う
- 血小板増加，CRP 高値の場合，炎症による増加を念頭におく
- 白血球単独の増加で，他の症状に乏しい場合 CLL や悪性リンパ腫の白血化を考える
- 若年者で咽頭痛などがある場合，経過から伝染性単核球症は考慮する

◆白血球増加に加えて貧血や血小板減少がある場合

- 疾患は不明だが，治療適応のある血液疾患の可能性が高いので，血液内科に紹介する

COLUMN
白血球増加をみたときに

個人の考えですが，白血球増加をみたら「貧血・血小板減少がある」，「LDH が高い」場合は速やかに血液内科に紹介です．貧血や血小板減少がない場合，好酸球が増えていたら CML なので血液内科に早めに紹介，他の場合は何が増えているか確認してからでも間に合うと思われます．もちろん，程度問題はありますので，白血球が 5 万 /μL とかであればとりあえず紹介していただいてよいと思いますが，参考程度に．

CHAPTER 10:

血球増加をみたときの鑑別の仕方と対応を考える

私が一般病院に来て気が付いたことは，白血球増加・赤血球増加・血小板増加といった汎血球増加をきたす疾患が埋もれていることである．

実際に脳梗塞を起こしたのは 1 年以上前で，そのときから多血症はあったのに血液内科ができてから紹介になるケース．血液内科ができたので相談してみようとハードルが下がっているのだと思うが，血液内科が地域にない病院・クリニックではおそらく多くの患者がかかりつけ医のもとで診療を継続されているのではないかと考えられる．

ここでは血球増加をみたときに紹介するか，自身で管理するかも含め検討することができるようにまとめていきたい．

主な対象疾患は慢性骨髄性白血病（CML），真性多血症（真性赤血球増加症：PV），原発性骨髄線維症（PMF），本態性血小板血症（ET）の 4 疾患である．

このうち，CML や PMF については適切な治療が行われない場合の予後が悪いこと，腫瘍や造血不全のコントロールが重要なため，基本的には血液内科のある病院への紹介が重要である．

PV と ET については治療の目標が「血栓症の予防」になるので，状況によっては地域で治療することも可能である．ただ，血液内科を受診可能であればその方がよいであろう．

白血球増加ではなく，赤血球や血小板の増加だけのケースで PV や ET を見逃さないようにすることは大事である．

症例1 50代・女性

【主　訴】健診異常（白血球増加，血小板増加）
【現病歴】健康診断で白血球増加，血小板増加を指摘され受診．症状はなく，昨年の健康診断では血算の異常は認めなかった．
【既往歴】緑内障

血液検査

血算		生化学			
WBC	25430 /μL	TP	6.8 g/dL	CRP	0.05 mg/dL
Hb	13.5 g/dL	Alb	4.4 g/dL	フェリチン	77.5 ng/mL
MCV	93.0 fL	T-Bil	0.4 mg/dL		
PLT	180.1×10^4 /μL	AST	32 U/L		
Ret	20.3 ‰	ALT	18 U/L		
		LDH	359 U/L		
Neutro	79.1 %	γ-GTP	17 U/L		
Eosino	2.2 %	BUN	13.9 mg/dL		
Baso	8.3 %	Cre	0.70 mg/dL		
Mono	2.3 %	尿酸	5.8 mg/dL		
Lymph	8.1 %				

CQ1: 注目するべき病歴・検査結果はどれか？

CQ2: この疾患の診断のために行う検査は何か？

JCOPY 498-22542

CQ1: アンサー

まず，昨年の健康診断では異常の指摘がないことから，増殖速度が比較的速い疾患を念頭におく必要がある．白血球増加，血小板増加を認め，特に血小板は異常高値である．データから血液疾患があることはすぐわかるはずだが，どのデータがポイントになるか．機械カウントの好塩基球が 8.3％と上昇している．好塩基球数は 1500/μL 以上が推測され，500/μL 以上になれば CML の可能性が高い．注目するべきデータは好塩基球数である．

CQ2: アンサー

CML だと気が付けば，実施するべき検査は BCR-ABL の確認である．FISH 法，PCR 法などで確認する．

その後の臨床経過

血液像などの結果を示す．

血算		生化学			
WBC	25430 /μL	TP	6.8 g/dL	CRP	0.05 mg/dL
Hb	13.5 g/dL	Alb	4.4 g/dL	フェリチン	77.5 ng/mL
MCV	93.0 fL	T-Bil	0.4 mg/dL		
PLT	180.1×10^4 /μL	AST	32 U/L		
Ret	20.3 ‰	ALT	18 U/L	Major BCR-ABL	
		LDH	359 U/L	IS	106.3217 %
Blast	0.5 %	γ-GTP	17 U/L		
Myelo	3.0 %	BUN	13.9 mg/dL		
Neutro	78.0 %	Cre	0.70 mg/dL		
Eosino	3.0 %	尿酸	5.8 mg/dL		
Baso	7.5 %				
Mono	3.0 %				
Lymph	5.0 %				

血液像では骨髄球・好塩基球の増加を認め，BCR-ABL も陽性である．CML と確定診断し，TKI を開始した．半年で MR4.5（IS 0.0032 未満）に到達し，今は検出感度未満で経過している．

症例2 40代・女性

【主　訴】健診異常（白血球増加，血小板増加）
【現病歴】健康診断で白血球増加，血小板増加を指摘され受診．症状はないが，以前より軽度の白血球増加，血小板増加の指摘があったが様子を見ていた．
【既往歴】なし

 血液検査

血算		生化学			
WBC	12650 /μL	TP	6.8 g/dL	CRP	0.02 mg/dL
Hb	17.6 g/dL	Alb	4.4 g/dL	フェリチン	7.5 ng/mL
MCV	55.7 fL	T-Bil	0.6 mg/dL		
PLT	84.7×10^4 /μL	AST	14 U/L		
Ret	21.9 ‰	ALT	13 U/L		
		LDH	255 U/L		
Neutro	75.3 %	γ-GTP	17 U/L		
Eosino	3.9 %	BUN	17.5 mg/dL		
Baso	1.0 %	Cre	0.64 mg/dL		
Mono	4.9 %	尿酸	5.2 mg/dL		
Lymph	14.9 %				

CQ1: 注目すべき検査結果はどれか？

CQ2: 追加するべき検査は何か？

CQ3: 治療方針はどうするべきか？

JCOPY 498-22542

CQ1: アンサー

まず，白血球増加・血小板増加との触れ込みだが，多血症があることに気が付く必要がある．すなわち汎血球増加である．CML をみるときに好塩基球をチェックするとよいが，好塩基球は 100～200/μL 程度で 500/μL を超えない．経過としては 1 年以上の経過があることが病歴からわかっている．40 代の多血症がある女性だが，フェリチンは低下している（12ng/mL 未満）．40 代で女性ということを考えれば，通常フェリチンが低下しているのに多血症というのは気になる情報である．

CQ2: アンサー

まず，エリスロポエチン（EPO）は追加する必要がある．多血症の精査で続発性多血症か，PV かを判断するのに役に立つ．PV ならば通常は正常未満，あえていうなら感度未満が多い．続発性であれば正常値，EPO 産生腫瘍ではかなり上昇している．加えて正しい順序としては BCR-ABL が陰性であることを確認し，*JAK2* V617F 変異を確認する．この患者では Major BCR-ABL は陰性，*JAK2* V617F 変異陽性，EPO<4 であり PV と診断した．

CQ3: アンサー

JAK2 V617F 変異が陽性の PV で，血栓症の既往がない．低リスクの患者になるのでアスピリン＋瀉血で対応する．

その後の臨床経過

PV の診断で，1～2 回瀉血をした後は月経もあるため，瀉血療法は行わずアスピリンのみで様子を見ている．

症例3　70代・男性

【主　訴】汎血球増加精査
【現病歴】脳梗塞のため，入院治療を行った患者．救急搬送時より血球増加を認めており，血液疾患疑いで紹介．
【既往歴】高血圧，脳梗塞

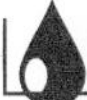

血液検査

血算		生化学			
WBC	24100 /μL	TP	7.2 g/dL	CRP	0.03 mg/dL
Hb	18.2 g/dL	Alb	4.1 g/dL	フェリチン	8.1 ng/mL
MCV	57.1 fL	T-Bil	0.4 mg/dL		
PLT	92.2×10^4 /μL	AST	34 U/L		
Ret	19.9 ‰	ALT	23 U/L		
		LDH	312 U/L		
Neutro	73.9 %	γ-GTP	27 U/L		
Eosino	1.9 %	BUN	23.5 mg/dL		
Baso	1.2 %	Cre	0.92 mg/dL		
Mono	6.8 %	尿酸	8.2 mg/dL		
Lymph	16.2 %				

CQ1: 注目すべき検査結果はどれか？

CQ2: 診断のために行う検査は何か？

CQ3: 治療方針は何か？

CQ1: アンサー

汎血球増加を認める．この時点で骨髄増殖性腫瘍（MPN）を疑ってよいが，血液像の機械カウントで好中球優位であることもそれを強く疑う．好塩基球は500/μL 未満でフェリチンも低い．PV を疑うべきデータである．

CQ2: アンサー

繰り返しになるが EPO，*JAK2* V617F 変異の確認を行う．BCR-ABL も行うべきだが，好塩基球が低いこともあり，どちらを優先するかであるが，同時に出すと保険で切られる可能性があるので，通常は 2 回に分ける．

CQ3: アンサー

70 代で脳梗塞の既往があり，細胞減少療法の適応がある．ヒドロキシカルバミドを通常は使用し，アスピリンの内服，瀉血で対応する．赤血球は寿命が長いため，多血症の早期改善には瀉血が必要である．

その後の臨床経過

JAK2 V617F 陽性，EPO 感度未満であり，PV と診断した．BCR-ABL は FISH 法，および骨髄検査での G 分染法で陰性を確認した．ヒドロキシカルバミド 1000mg とアスピリンで安定した経過となっている．

COLUMN
本態性血小板血症と前線維期の原発性骨髄線維症

本態性血小板血症（ET）と前線維期の原発性骨髄線維症（Pre-PMF）は臨床像も骨髄所見も似ていますが，予後が全く異なります．そのため血小板増加症だから ET と考えて対応するのではなく，いったん血液内科に紹介した方がベターだと考えています．

症例4　70代・男性

【主　訴】白血球増加，貧血，血小板増加精査
【現病歴】慢性腎臓病の診断で，腎臓内科で経過観察されていた患者．徐々に白血球増加，血小板増加が出現し，ESA（エリスロポエチン製剤）に効果の乏しい貧血が進行したため，当科を紹介となった．
【既往歴】慢性腎臓病（CKD），高血圧　内服治療中

血液検査結果

血算		生化学			
WBC	17500 /μL	TP	5.8 g/dL	CRP	1.58 mg/dL
Hb	8.6 g/dL	Alb	3.8 g/dL	フェリチン	73.2 ng/mL
MCV	89.0 fL	T-Bil	0.9 mg/dL		
PLT	75.7×10^4 /μL	AST	32 U/L		
Ret	10.9 ‰	ALT	16 U/L		
		LDH	478 U/L		
Neutro	81.1 %	γ-GTP	12 U/L		
Eosino	1.9 %	BUN	37.5 mg/dL		
Baso	0.0 %	Cre	1.75 mg/dL		
Mono	3.7 %	尿酸	7.6 mg/dL		
Lymph	13.3 %				

CQ1: 検査結果で注目するべきポイントはどれか？

CQ2: Major BCR-ABL 陰性，*JAK2* V617F 陽性であった．診断のために必要な検査は何か？

CQ3: 治療方針は何か？

JCOPY 498-22542

CQ1：アンサー

白血球増加，血小板増加を認め，LDH が高い．このパターンで多いのは原発性骨髄線維症（PMF）と骨髄異形成症候群 / 骨髄増殖性腫瘍（MDS/MPN）の一部である．白血球分画で好中球が優位で，好塩基球が低いことは必ず確認する．この症例は異なるが，好塩基球が高い場合は CML に出血を伴う疾患が併存している可能性を考慮する（過去に CML＋進行期大腸癌，CML＋進行期胃癌などの経験がある）．

ここでポイントになるのは徐々に白血球増加，血小板増加が進行とあるが，元々少し高かったのが腎機能とともに悪くなってきた感じである．*JAK2* V617F 変異があると腎臓も線維化し腎機能が悪化することがわかっている．私が過去にみた骨髄線維症の患者のうち 6〜7 割の患者が慢性腎機能障害を併発していた．

CQ2：アンサー

この患者は白赤芽球症をきたしており，骨髄穿刺・生検を行った．骨髄穿刺は dry tap で，生検で PMF と確定診断した．

CQ3：アンサー

他のデータは示していないが，Hb 10g/dL 未満の貧血がある時点で DIPSS-plus で Int-2 以上になるのでルキソリチニブの適応がある．

その後の臨床経過

PMF の診断で，ルキソリチニブを開始し，血球増加は改善した．貧血は当初輸血依存になったが，徐々に輸血依存から回復し，ESA に反応するようになった．治療を継続している．

症例5 70代・男性

【主　訴】血小板増加精査
【現病歴】胃癌の術後，脳梗塞後で外科・脳外科で診療中の患者．白血球増加，血小板増加を認めていたが経過を見ていた．血小板数が100万/μLを超えてきたため，当科に紹介．
【既往歴】胃癌（胃全摘），脳梗塞

血液検査

血算		生化学			
WBC	18030 /μL	TP	6.9 g/dL	CRP	0.11 mg/dL
Hb	10.1 g/dL	Alb	3.8 g/dL	フェリチン	12.5 ng/mL
MCV	82 fL	T-Bil	0.2 mg/dL		
PLT	154.6×10^4 /μL	AST	25 U/L		
Ret	18.9 ‰	ALT	18 U/L		
		LDH	295 U/L		
Neutro	78.4 %	γ-GTP	18 U/L		
Eosino	6.5 %	BUN	42.9 mg/dL		
Baso	0.8 %	Cre	1.81 mg/dL		
Mono	8.0 %	尿酸	7.2 mg/dL		
Lymph	6.3 %				

CQ1: 注目するべき検査結果は何か？

CQ2: 診断のために行う検査は何か？

CQ3: 検査結果を示す．本患者で鑑別を進める上で考慮するべきことを述べよ．

Major BCR-ABL　陰性
JAK2 V617F　陽性
EPO　6.4 mIU/mL

JCOPY 498-22542

CQ1: アンサー

白血球増加，軽度の貧血，血小板増加を認める．LDH がやや高く，好中球中心である．好塩基球は 500/μL 未満であり，CML ではないと思われる．腎機能の悪化があり，フェリチンも低いことから鉄欠乏性貧血や腎性貧血，骨髄線維症などの可能性と鑑別を考える必要がある．

CQ2: アンサー

骨髄生検が重要になる．採血では *JAK2* V617F 変異，BCR-ABL 融合遺伝子などを確認する．*JAK2* V617F 変異が陰性であれば，MPL/CALR 変異を確認する．診断には直結しないが，EPO も腎性貧血の可能性を考慮して出す方がよい．

CQ3: アンサー

骨髄線維症以外の MPN は貧血の進行は通常ない．そのため PMF か ET かの鑑別が非常に重要である．ET の中央生存期間は 19.8 年であり，脳梗塞の予防ができれば死亡リスクはそれほど高くない．しかし，PMF の中央生存期間は 5.9 年である．Hb 10g/dL 未満になると Int-2 以上になるため，中央生存期間は 3 年前後，もしくはそれ以下になる．貧血を合併している白血球増加，血小板増加は PMF の可能性があるため血液内科に紹介した方が無難である．今回は *JAK2* 変異が陽性だが，EPO も低いので腎性貧血合併の可能性を考慮する．

その後の臨床経過

骨髄穿刺・生検では線維化はなく，本態性血小板血症（ET）と診断した．ESA で貧血は改善したため，ヒドロキシカルバミド＋アスピリンで治療を行っている．

症例6 70代・男性

【主　訴】血小板増加精査
【現病歴】HBVキャリアで経過観察されていた患者．フォロー中に徐々に血小板数が増加．血小板数45万/μLを超えて半年経過し，血小板数も70万/μL台になったため，紹介された．
【既往歴】HBVキャリア，脳梗塞，前立腺癌（放射線治療後）

血液検査

血算		生化学			
WBC	11030 /μL	TP	7.0 g/dL	CRP	0.14 mg/dL
Hb	14.5 g/dL	Alb	4.1 g/dL	フェリチン	65.5 ng/mL
MCV	92 fL	T-Bil	0.6 mg/dL		
PLT	72.8×10^4 /μL	AST	22 U/L		
Ret	14.9 ‰	ALT	19 U/L		
		LDH	195 U/L		
Neutro	79.7 %	γ-GTP	16 U/L		
Eosino	3.5 %	BUN	14.9 mg/dL		
Baso	0.3 %	Cre	0.71 mg/dL		
Mono	7.2 %	尿酸	6.2 mg/dL		
Lymph	9.3 %				

CQ1: 注目するデータは何か？

CQ2: 診断のために行う検査は何か？

JCOPY 498-22542

CQ1: アンサー

白血球の軽度上昇，血小板増加を認める．LDH は正常で，好中球優位の血液像になっている．好塩基球は 500/μL 未満であり，典型的な ET のデータである．CRP とフェリチンが正常値というのもチェックするべきデータである．

CQ2: アンサー

診断確定のために *JAK2* V617F 変異と骨髄穿刺・生検を行う．白血球も増加しているため，通常は *JAK2* V617F 変異が陽性になる．

その後の臨床経過

JAK2 V617F 変異が陽性で，骨髄穿刺・生検の結果と合わせて ET と確定診断した．ヒドロキシカルバミド＋アスピリンで治療を行い，経過は良好である．

追記 よくある良性の血小板増加のパターン

(例 1) 感染後の一過性増加

70 代，男性．肺炎のため入院し，血小板が軽度上昇していた．退院後の初診で血小板数が 100 万 /μL であったため，血液疾患疑いで紹介．

→ ET は 45 万 /μL が 6 ヶ月持続することが診断基準だが，感染後の一過性上昇の場合は血小板寿命の 7〜10 日を考慮するとピークから 1 ヶ月後には正常に戻る．この患者も 1 ヶ月後の血小板数は 30 万 /μL であり，一過性と判断した．

(例 2) 鉄欠乏性貧血 or 鉄欠乏による血小板増加

30 代，女性．健康診断で血小板増加を指摘され受診．血小板数は 50 万 /μL，Hb 11g/dL で MCV 78fL，フェリチン 5ng/mL であった．鉄剤の投与により貧血の改善を認め，血小板数は 20 万 /μL に低下した．

本章のまとめ

◆汎血球増加がある場合

- 好塩基球の実数が 500/μL 以上なら CML を考える．血液像が確認できるなら骨髄球増加もあれば確率が上がる．
- LDH が上昇し，フェリチンが低下する多血症は EPO を確認する．EPO が低いようであれば血液内科に紹介．
- 白血球増加，血小板増加の患者で LDH 高値の患者は骨髄線維症を念頭に血液内科に紹介する

◆血小板増加，軽度の多血症の場合

- 血小板増加が軽度で感染後，鉄欠乏など反応性の可能性がある場合は，治療を行い，1～2 ヶ月後に改善するかどうかを確認する
- 多血症はまず EPO を確認し，正常範囲であれば続発性を念頭において精査を行う
- 白血球増加，血小板増加を認め，炎症反応高値の場合は炎症によるもの，原因が不明であれば血管炎などを念頭において精査を行う

COLUMN

多血症と *JAK2*

多血症のために紹介されてくる患者が最近増えてきました．これは真性多血症だと危ないということが周知されてきている結果で，素晴らしいことだと思います．多血症に加えて白血球増加，LDH 上昇などがあると真性多血症の可能性が高いです．JAK2 遺伝子変異は EPO だけでなく，GM-CSF, TPO 受容体なども影響を受けますので．*JAK2* V617F 変異を測ってみて，陰性であれば 3～5%を除き続発性赤血球増加症ということになりますので，赤血球増加だけの患者さんは紹介前に確認してみてもよいかもしれません．

CHAPTER 11:

好酸球増加をみたときの鑑別の進め方

比較的血液内科に紹介が多く，血液内科から他の診療科に紹介になるケースが多いのが「好酸球増加症」である．

好酸球増加は骨髄増殖性腫瘍（慢性好酸球性白血病：CEL など）によるものと異常リンパ球クローンによるもの，悪性リンパ腫・白血病関連が血液内科の主対象になる．しかし，実際に多いのがアレルギー性疾患によるもの，感染症，好酸球性胃腸障害や好酸球性肺炎といった疾患によるものが多い．

特発性好酸球増加症 / 好酸球増加症候群（HES）は他の疾患を否定して診断になるが，少なくとも私のところを受診した患者で HES と診断した患者よりも続発性好酸球増加症の頻度が圧倒的に多い．

続発性好酸球増加症の症例をいくつか提示し，鑑別の進め方を整理する．特発性 HES と診断した症例も提示しているが，経過にゆとりがあれば最終診断は ANCA 陰性アレルギー性肉芽腫性血管炎の可能性があったケースである．

なお，CEL ケースが当院にはいない（以前，他の医師がイマチニブ 100mg で治療をしていたケースを知っているが）ため，CEL については症例を提示しないが，最後に診断ポイントについてのみ記載する．

CEL など造血器腫瘍が原因になる場合，多くは血液中に芽球が出てきたり，貧血・血小板減少が進行したりするとされているので，好酸球増加に上記のような異常があれば血液内科に紹介していただければと思う．

症例1 20代・女性

【主　訴】下腿浮腫，好酸球増加

【現病歴】下腿浮腫のため近医を受診．白血球増加を認め，血液疾患疑いで当科を紹介．体重は約 6kg 増加し，両下腿浮腫のためサンダルを履いている．軽度の瘙痒感を訴えているが，蕁麻疹や皮疹などは認めていない．

【既往歴】なし

血液検査

血算		生化学			
WBC	22100 /μL	TP	6.3 g/dL	CRP	1.44 mg/dL
Hb	13.6 g/dL	Alb	3.7 g/dL		
MCV	89.2 fL	T-Bil	0.4 mg/dL		
PLT	31.1×10^4 /μL	AST	14 U/L		
Ret	9.1 ‰	ALT	14 U/L		
		LDH	228 U/L		
Neutro	24.2 %	γ-GTP	17 U/L		
Eosino	67.5 %	BUN	10.9 mg/dL		
Baso	0.0 %	Cre	0.69 mg/dL		
Mono	1.5 %	尿酸	3.8 mg/dL		
Lymph	6.8 %				

CQ1: 精査のために行うべき検査は何か？

CQ2: 下記に追加した検査結果の結果を示す．治療，経過観察の方法は何か？

ANA	40 未満
MPO-ANCA	0.5 未満
PR3-ANCA	0.5 未満
非特異的 IgE	245.3 IU/mL（基準 250 未満）
sIL-2R	742 U/mL
FIP1L1-PDGFRA	なし

JCOPY 498-22542

CQ1: アンサー

好酸球の著増を認める．HES の診断基準として用いられる好酸球 1500/μL 以上が使われるが，一般的には 1500/μL までは軽症，1500～5000/μL は中等症，5000/μL 以上を重症とする．今回は重症の好酸球増加である．結論だけ言えば，好酸球数 5000/μL 以上は血液内科に紹介でよいと思われる．

この好酸球 5000/μL まで上昇する疾患は少なく，もし貧血や血小板減少を伴う場合や逆に多血症や血小板増加を伴う場合は血液疾患を念頭において精査をする．若年女性については重症好酸球増加に，原因不明の浮腫（心不全や低アルブミンなどがない）があるケースで末梢性好酸球浮腫（好酸球性血管浮腫：EAE）という疾患がある．報告数が少ないとされているが，私個人でこの 4～5 年で診療した数だけでも 5 例ほどいるので，実際は診断されていないだけだと考えている．基本的には除外診断を進めていくが，著増ということもあり念のため FIP1L1-PDGFRA（4q12 欠失）の FISH を行う．

この後，好酸球増加の症例を提示していくが，各好酸球増加の原因疾患を一つひとつ除外していき，臓器障害をきたす特徴的な疾患があるかないかを調べていく．

薬剤アレルギーが最も多いとされており，内服薬の有無の確認が最初である．感染症や腫瘍などの続発性要素があるか確認し，IgE，喘息の有無，胸部単純写真・CT，ANCA などをチェックしていく．

CQ2: アンサー

本症例は最終的に EAE と診断した．私個人の考えであるが，EAE は症状が下腿浮腫＋瘙痒感などで許容範囲の場合はステロイドを使用しないで経過観察を行う．全ての症例で好酸球は 5000/μL 以上であったが，半年までの間に全例が症状，検査結果が正常化しているため，治療が必要と考えていない．教科書的には症例によってはステロイド投与を行い，症状が改善するまで粘る形になる．漸減して症状が再燃するというよりは，ステロイドは症状を抑えているだけで自然軽快するのを待っているのがおそらく正しいのだと思われる．

その後の臨床経過

EAE と診断し無治療経過観察を行い，1 ヶ月後には好酸球が 1200/μL まで改善した．その 2 ヶ月後には好酸球が 500/μL 未満になり，浮腫も消失した．その 3 ヶ月後の再診予定であったが，受診されず．終診とした．

症例2 50代・男性

【主　　訴】好酸球増加，発熱
【現 病 歴】痙攣発作のため脳神経外科に搬送された患者．2週間前にカルバマゼピンの投与が開始された．その後，発熱があり全身精査を行ったが原因がわからず，好酸球増加もあったため，血液疾患疑いで当科に紹介．血液内科受診は脳外科受診の4日後であった．
【既 往 歴】痙攣発作：内服治療中
【身体所見】38.5℃，全身の紅斑を認める．

血液検査

血算		生化学			
WBC	16200 /μL	TP	5.7 g/dL	CRP	5.21 mg/dL
Hb	13.6 g/dL	Alb	3.6 g/dL		
MCV	89.2 fL	T-Bil	1.2 mg/dL		
PLT	25.1×10^4 /μL	AST	226 U/L		
Ret	9.1 ‰	ALT	329 U/L		
		LDH	551 U/L		
Neutro	61.2 %	γ-GTP	87 U/L		
Eosino	18.1 %	BUN	23.9 mg/dL		
Baso	0.0 %	Cre	1.09 mg/dL		
Mono	3.2 %	尿酸	4.8 mg/dL		
Lymph	17.5 %				

CQ1: 原因としてまず何を疑うか？

CQ2: 追加検査の結果を示す．治療方針は？

sIL-2R 1673U/mL，リウマチ因子 6IU/mL，抗核抗体　陰性，肺炎マイコプラズマ抗体 20未満，EBV VCA IgG 160，EBウイルス（EBV）VCA IgM 10未満，EBNA 80倍，サイトメガロウイルス（CMV）IgG 陰性，CMV IgM 陰性（CMV感染の既往がなく，抗原血症は確認せず），IgG 825mg/dL，IgA 115mg/dL，IgM 29mg/dL

CQ1: アンサー

中等症以上の好酸球増加の原因として最も多いのは薬剤アレルギーとされている．薬疹は初回内服であれば通常2週間程度の期間を置いて出現する．薬疹を起こしやすい薬剤の中で，カルバマゼピンやアロプリノールなど特定の薬剤ではHHV-6の再活性化を伴うdrug induced hypersensitivity syndrome（DIHS）を起こすことがある．

好酸球増加を起こすタイミングで何か薬が開始されていないかは必ず確認する必要がある．

CQ2: アンサー

sIL-2Rは1600とDIHSとしてはよくあるレベルで推移していた．液性免疫不全はなく，EBV感染はしているが，CMVの感染は経験がないことが確認された．

通常はステロイドの全身投与を行う．HHV-6の再活性化の後，CMVなどのウイルスも再活性化し，致死的な経過を辿るケースがあるので注意が必要である．

その後の臨床経過

テグレトール®の内服と全身性の皮疹などを含め，DIHSの可能性を考え，緊急入院の上で皮膚科にコンサルトし，DIHSの疑い（最終的に確定診断）で転科となった．ステロイドの全身投与などの治療が行われた．

入院治療で全身状態が改善し，カルバマゼピンを使用せずに脳外科で痙攣治療が行われている．

症例3 70代・男性

【主　訴】好酸球増加，発熱
【現病歴】2〜3週間持続する発熱・全身倦怠感・筋肉痛のため当院に救急搬送された患者．採血で好酸球増加を伴う炎症反応高値を認め，当科に紹介．CTでは明らかな肺炎など感染症の所見はない．
【既往歴】気管支喘息，慢性腎機能低下，高血圧で内服治療中．新規薬剤の追加はない．
【身体所見】38.5℃，聴診でwheezeを聴取

血液検査

血算		生化学			
WBC	24100 /μL	TP	7.7 g/dL	CRP	17.21 mg/dL
Hb	9.2 g/dL	Alb	2.8 g/dL		
MCV	79.9 fL	T-Bil	1.5 mg/dL		
PLT	53.9×10^4 /μL	AST	86 U/L		
Ret	10.1 ‰	ALT	69 U/L		
		LDH	347 U/L		
Neutro	70.2 %	γ-GTP	57 U/L		
Eosino	17.1 %	BUN	32.1 mg/dL		
Baso	0.0 %	Cre	1.52 mg/dL		
Mono	1.9 %	尿酸	7.8 mg/dL		
Lymph	10.8 %				

CQ1: 注目すべき検査結果，病歴は何か？

CQ2: 診断を進めるために行うべき検査は何か？

CQ1: アンサー

病歴で気管支喘息があり，2〜3 週間の不明熱であること．炎症反応が高値で，白血球増加・血小板増加があり，アルブミンが低下していることなど，全てが慢性炎症を示唆する．好酸球増加を伴うが，白血球増加の主体は好中球である．

好酸球増加ではないが，白血球増加・血小板増加・不明熱で血液内科に相談される患者のうち，一定頻度で血管炎の患者が含まれている．白血球増加，血小板増加で骨髄増殖性腫瘍（MPN）を疑う場合，一般的には全身症状はないので，あわせて参考にしていただければと思う．

CQ2: アンサー

IgE, MPO-ANCA などの検査を行う．実際には抗核抗体やリウマチ因子なども提出している．一般的な話だがアレルギー性肉芽腫性血管炎は MPO-ANCA の陽性率は 50〜70％程度とされているので，陰性だから否定できる疾患ではない．ただ，この病歴で ANCA 陽性まで確認できれば，膠原病内科のある病院で入院治療を行う方がよいと思われる．

その後の臨床経過

MPO-ANCA が陽性で，気管支喘息の悪化，IgE 上昇などがあり，アレルギー性肉芽腫性血管炎の疑いが強いと判断し，大学病院へ転院となった．

追記

HES の診断が**骨髄増殖型の HES と異常リンパ球クローンによる HES，既知の疾患による HES，続発性 HES** などと分けられるようになっている．既知の疾患による好酸球増加を起こすものとして**「アレルギー性肉芽腫性血管炎」「好酸球性胃腸障害」「慢性好酸球性肺炎」**などの疾患があげられている．

その中で単一臓器ではないアレルギー性肉芽腫性血管炎が**特発性 HES（他の HES を全て否定したときの診断）に最も近いとされ，鑑別が難しい**．もしかすると ANCA 陰性の type で診断がついていないということかもしれないが，このようなケースをのちほど提示する（→ 症例 5，p.113）．

症例4　50代・女性

【主　訴】食欲不振，好酸球増加
【現病歴】数週間持続する食思不振・嘔気のため，近医を受診．採血で好酸球増加を認めたため，当科を紹介．
【既往歴】なし

血液検査

血算		生化学			
WBC	17800 /μL	TP	7.1 g/dL	CRP	3.83 mg/dL
Hb	11.8 g/dL	Alb	3.1 g/dL		
MCV	88.1 fL	T-Bil	0.4 mg/dL		
PLT	46.7×10^{4} /μL	AST	16 U/L		
Ret	19.6 ‰	ALT	9 U/L		
		LDH	289 U/L		
Neutro	26.5 %	γ-GTP	17 U/L		
Eosino	59.9 %	BUN	14.1 mg/dL		
Baso	0.5 %	Cre	0.62 mg/dL		
Mono	2.1 %	尿酸	5.0 mg/dL		
Lymph	11.0 %				

CQ1: 精密検査としてどのような検査を実施するべきか？

CQ2: 食思不振の原因は何を最も疑うべきか？

JCOPY 498-22542

CQ1: アンサー

好酸球増加の原因精査として各種アレルギー疾患，悪性腫瘍，血管炎を含めた自己免疫疾患，既知の単一臓器に起こる好酸球増加による疾患などを確認していく．

今回は体重減少や食思不振・嘔気が持続していることから，重要な鑑別の中に好酸球性胃腸障害を含む必要がある．

そのため採血でANCAやIgE，抗核抗体，FIP1L1-PDGFRA（4q12欠失）のFISHなどを提出する．リンパ球が少ないため，今回は行わなかったが，異常リンパ球クローンを確認するためにフローサイトメトリーを行うこともある．

全身CTでリンパ腫病変を疑うもの，他の悪性腫瘍を疑う所見，好酸球性肺炎・好酸球性副鼻腔炎などを疑う所見などの有無を確認する．

本症例では加えて上部・下部消化管内視鏡検査を施行している．

CQ2: アンサー

病歴から好酸球性胃腸障害を疑う．

その後の臨床経過

CTでは**胃・腸管壁の肥厚**を認め，上部・下部消化管内視鏡検査で浮腫，発赤，びらんなどの所見があり，各部位の生検で**好酸球の浸潤**を認めた．消化器内科にコンサルテーションし，**好酸球性胃腸障害と診断**され消化器内科に転科．プレドニゾロン（PSL）による治療が開始された．症状は軽快し，現在はPSL 3mg/dayで継続されている．

COLUMN
私とDIHS

Drug induced hypersensitivity syndrome（DIHS）に初めてあったのは研修医2年目の整形外科研修でした．脊髄損傷でステロイドを使用している患者さんが，カルバマゼピン投与後に好酸球増加と発熱があり，DIHSじゃないかと精査をして当たりました（研修医でしたが）．整形外科研修中は稀な病態ばかり見つけて，手術にあまり入らなかったな（内科的疾患が増えすぎて，手術が中止になりました），という思い出があります．

症例5 70代・男性

【主　訴】発熱，呼吸困難，腎機能低下
【現病歴】数日前より38℃台の発熱を認め，徐々に呼吸困難が出現したため，救急要請．採血で好酸球増加，腎機能低下，炎症反応上昇を認めた．全身CTでは明らかな肺炎像・リンパ節腫大・結節・腫瘤などは認めなかったが，胸水・小葉間隔壁の肥厚を認めた．身体所見でもwheezeと両下腿浮腫を認めた．好酸球増加もあるため，血液内科へ紹介．
高血圧・糖尿病で診療をしていたクリニックのデータでは半年前は好酸球増加や腎機能低下はないが，3ヶ月前の血液検査で好酸球の軽度上昇を認める．新規薬剤はない．
【既往歴】高血圧，糖尿病

血液検査

血算		生化学			
WBC	16000 /μL	TP	6.1 g/dL	CRP	7.21 mg/dL
Hb	10.1 g/dL	Alb	2.7 g/dL		
MCV	93.1 fL	T-Bil	0.3 mg/dL		
PLT	28.5×10⁴ /μL	AST	52 U/L		
Ret	22.6 ‰	ALT	77 U/L		
		LDH	589 U/L		
Neutro	57.5 %	γ-GTP	67 U/L		
Eosino	30.4 %	BUN	35.1 mg/dL		
Baso	0.1 %	Cre	2.42 mg/dL		
Mono	2.2 %	尿酸	7.0 mg/dL		
Lymph	9.8 %				

CQ1: 検査結果で注目すべき所見はどれか？

CQ2: 追加で行った採血結果を示す．この後，どのような検査を行うべきか？
　sIL-2R 8057U/m，非特異的IgE 77910IU/mL（基準値250未満），MPO-ANCA 0.5未満，PR3-ANCA 0.5未満，リウマチ因子5未満，抗核抗体40未満，βDグルカン，5.0未満，FIP1L1-PDGFRA（4q12欠失）陰性，IgG 1236mg/dL，IgA 367mg/dL，IgM 202mg/dL，尿蛋白（2+），尿潜血（1+）

JCOPY 498-22542

CQ1: アンサー

好酸球の増加を認める（約 5000/μL）が，好中球主体の増加である．なお，血液像は示していないが，芽球の増加はないが桿状核球主体が 21.0%と左方移動していた．好酸球が炎症の原因かは不明である．貧血があり，アルブミンも低下しているので，炎症はしばらく前から続いており，発熱が最近起きたと考えられる．LDH が高く，感染による白血球増加以外の原因（腫瘍や肺障害による LDH 上昇など）を考える必要がある．腎機能低下については 3 ヶ月前にはなかったので，急性の障害の可能性がある．

CQ2: アンサー

追加でアレルギー関連検査，末梢血のフローサイトメトリー，追加の遺伝子検査を検討する．また，検査できるようであれば皮膚，直腸，腎臓などの生検を検討する．

CT では明らかなリンパ腫を疑う病変はなかったが，LDH と sIL-2R の異常高値とあわせて血液腫瘍のある可能性は考慮した．末梢血のフローサイトメトリーでは CD3 陰性や，CD4CD8 ダブルネガティブなどの異常な T 細胞クローンは検出されなかった．単球の増加もなく，PDGFRB の FISH は出さなかった．骨髄増殖性腫瘍やリンパ腫，白血病を示唆する所見が乏しく，FGFR1 の検査も出さず（あれば必ず提出し，血液内科へ）．

尿潜血・尿蛋白陽性のため，腎生検などを検討したが，腎臓内科が当時不在のため実施できず．IgE の異常高値があり，アレルギー系の検査を行ったが，吸入アレルギーは異常所見がなく（アスペルギルス含む），食餌系アレルギーも大きな異常はなし．

その後の臨床経過

ANCA 陰性のため，ANCA 陰性の血管炎も考えたが，全身状態が不良で，生検などの検査はできなかった．6 ヶ月の経過はないが，このままでは致死的になると判断し，特発性 HES の診断（もしくは ANCA 陰性のアレルギー性肉芽腫性血管炎）で，mPSL パルス療法を開始し，心臓・腎臓などの各臓器障害の改善を確認後，PSL に切り替えて PSL を漸減した．症状改善後に退院し，PSL を漸減・中止したが症状の再燃がなかった．患者の希望もあり，かかりつけ医で経過観察となっている．

本章のまとめ

◆中等度以上の好酸球増加症をみたときには

- 疫学的に頻度が最も高いのは薬疹であり，新規薬剤がないか確認する
- 好酸球増加に発熱などの全身症状がある場合，アレルギー性肉芽腫性血管炎や DIHS などの特殊な薬疹を考慮する
- 若年女性の好酸球増加に浮腫や体重増加がある場合，EAE を念頭におく
- 好酸球増加に特異的な臓器症状がある場合，好酸球性肺炎や好酸球性胃腸障害などを検討する

◆好酸球増加に加えて芽球の出現，貧血や血小板減少がある場合

- CEL など好酸球増加を伴う MPN の可能性が高い
- FIP1L1-PDGFRA（4q12 欠失）の FISH などの検査を検討する

COLUMN

好酸球増加の基礎疾患

好酸球増加の基礎疾患は頻度だけでいえばアレルギーやアトピー性疾患が多いと思います．元々アレルギーがあるところに，手術や新規薬剤でそれが悪化したと思われる患者さんが多いです．他に見逃してはいけないアレルギー性肉芽腫性血管炎や好酸球性肺炎などの単一臓器を侵す好酸球増加性疾患を抑えるべきです．好酸球 5000/μL 以上で一番多いのは EAE で，HES・CEL と診断したケースはほとんどないです．

CHAPTER 12:

リンパ節腫大を中心に鑑別と対応を考える

リンパ節腫大をきたす疾患として悪性リンパ腫は重大な鑑別疾患の一つである．しかし，血液内科に紹介されてくるリンパ節腫大のうち悪性リンパ腫ではない頻度は比較的多い．

鑑別としては固形がんの転移，感染症（結核性リンパ節炎などを含む），壊死性リンパ節炎などの免疫疾患，最近はコロナウイルスワクチンなどのリンパ節腫大が紹介されてきたこともある．

一般的に悪性リンパ腫を疑うリンパ節腫大として，40 歳以上，全身性，最大径 1.5cm 以上，無痛性，弾性硬などがある．B 細胞リンパ腫，T 細胞リンパ腫など悪性リンパ腫は約 80 種類に分類されるが，それぞれの疾患によって特徴が異なる．T 細胞リンパ腫の場合，全身性になるが，原発巣がはっきりしない程度の大きさで広がるため，ウイルス感染などと鑑別が難しくなることもある．それでも大概 2cm 前後で広がるので，専門家がみれば多くの場合は鑑別可能である．

私もあまりの大きさ，進行の速さで悪性リンパ腫だと思って動いていたが，未分化がんだったことが数回ある．そのため，大きさだけでは悪性リンパ腫ということは難しい．

リンパ節腫大の鑑別疾患を提示し，紹介する時の参考になるデータ・所見をまず示していく．その後，悪性リンパ腫の症例を提示していきたい．

悪性リンパ腫のときに急ぐべき患者，急がない患者がいるが，それもあわせて明確化していく．

症例1 80代・男性

【主　　訴】頸部リンパ節腫脹
【現 病 歴】2週間前に有痛性の頸部リンパ節腫脹を主訴に，近医を受診．抗菌薬を投与したが，改善がなかった．1週間後に採血でsIL-2Rを確認したところ軽度の上昇があり（sIL-2R 723 IU/L）悪性リンパ腫疑いで当科を紹介．
【既 往 歴】高血圧，糖尿病
【身体所見】右頸部に2cm大のリンパ節を1つ触知する．やや硬めだが，弾性硬ではない．

血液検査結果

血算		生化学			
WBC	8200 /μL	TP	6.8 g/dL	CRP	6.20 mg/dL
Hb	11.9 g/dL	Alb	3.2 g/dL		
MCV	102.2 fL	T-Bil	0.8 mg/dL		
PLT	25.6×10^4 /μL	AST	37 U/L		
Ret	11.2 ‰	ALT	23 U/L		
		LDH	162 U/L		
Neutro	76.4 %	γ-GTP	72 U/L		
Eosino	2.3 %	BUN	23.2 mg/dL		
Baso	0.2 %	Cre	1.04 mg/dL		
Mono	4.0 %	尿酸	6.7 mg/dL		
Lymph	17.1 %				

CQ1: 悪性リンパ腫の否定，原因の診断のためにどのような検査を検討するか？

CQ2: 診断のために行う検査は何か？

JCOPY 498-22542

CQ1: アンサー

有痛性のリンパ節腫大で，一般的には感染症を考える．本ケースでも他のリンパ節腫大はなく，白血球の増加はあまりないが，好中球優位になっている．CRP の上昇もあり，普通に考えれば感染症である．

sIL-2R は免疫マーカーのため，炎症のある患者や担がん患者であれば 1000 前後に上昇することは一般的であり，このようなケースでは悪性リンパ腫を疑う所見にならない．

悪性リンパ腫の否定のため，全身 CT を行った．全身の CT でも他の部位のリンパ節腫大はなく，腫大したリンパ節は内腔が low density になっており，膿瘍形成を疑った．

CQ2: アンサー

耳鼻咽喉科に紹介し，リンパ節の培養検査・切開排膿などを行う．

その後の臨床経過

CT で頸部リンパ節膿瘍を疑った．T-SPOT® は陰性で結核の可能性は低いと判断した．耳鼻科に紹介し，切開・排膿・培養・抗菌薬治療で改善した．

追記

同様のケースで抗菌薬を変更しただけで改善する患者がいる．フソバクテリウムによる Lemierre 症候群（化膿性血栓性静脈炎）のケースも頸部がリンパ腫のように硬く腫れており，リンパ腫疑いで紹介されてきたこともある．

有痛性のリンパ節炎などはよほど急速に増大するリンパ腫以外は感染症のはずなので，血液内科よりは耳鼻咽喉科など感染症に対する切開排膿ができるような診療科へのコンサルテーションが望ましい．

症例2 40代・男性

【主　　訴】頸部リンパ節腫脹
【現 病 歴】頸部リンパ節腫脹を主訴に，近医耳鼻科を受診．抗菌薬を投与後，大きな変化がないことから1年間経過観察を行った．精査のため，当科を紹介受診．
【既 往 歴】なし
【身体所見】左頸部に1.5〜2cm大・弾性硬・可動性良好なリンパ節を1つ触知する．

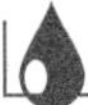

血液検査

血算		生化学			
WBC	5150 /μL	TP	7.1 g/dL	CRP	0.05 mg/dL
Hb	15.9 g/dL	Alb	5.0 g/dL		
MCV	92.5 fL	T-Bil	1.1 mg/dL		
PLT	33.1×10^4 /μL	AST	27 U/L		
Ret	20.5 ‰	ALT	45 U/L		
		LDH	187 U/L		
Neutro	66.4 %	γ-GTP	32 U/L		
Eosino	4.3 %	BUN	18.9 mg/dL		
Baso	1.0 %	Cre	0.74 mg/dL		
Mono	5.0 %	尿酸	5.2 mg/dL		
Lymph	23.3 %				

CQ1: 検査結果，臨床経過から次に何を行うべきか？

CQ2: 悪性リンパ腫であれば緊急で治療を行う必要があるか？

JCOPY 498-22542

CQ1: アンサー

1年以上の経過があり，血液検査でも大きな異常はない．悪性リンパ腫だとすれば低悪性度リンパ腫である．その他，リンパ節炎後のリンパ節腫大の残存，固形がんの転移などを考える．固形がんの転移を否定するためにはリンパ節の吸引細胞診を行えばよい．悪性リンパ腫，特に低悪性度リンパ腫は吸引細胞診では診断は難しく，リンパ節生検が必要である．

CQ2: アンサー

悪性リンパ腫であれば低悪性度リンパ腫でしかあり得ないため，緊急での治療適応はない．そのため，吸引細胞診で固形がんの否定ができれば経過観察するというのも選択肢になる．中悪性度リンパ腫であれば月単位で進行し，半年から1年で死亡する．高悪性度リンパ腫の場合，週単位で悪化し1〜2ヶ月で死亡するため，1年の経過で不変ということはまずない．

その後の臨床経過

患者と相談し，低悪性度リンパ腫を疑いリンパ節生検を施行したところ，濾胞性リンパ腫 grade 2と診断した．PET-CTでは頸部にのみ集積を認め，骨髄浸潤は認めなかった．

血液検査ではsIL-2R 343U/mL，B2MG 1.2mg/dLと上昇していなかった．リンパ腫による症状はなく，GELFの治療開始基準を満たしていないことから経過観察を継続している．

COLUMN

リンパ腫のリンパ節と固形がんのリンパ節転移

リンパ腫はあくまでリンパ球が増大しているので，普通はリンパ節の皮膜を越えることはなく，稼動性が悪くなっても癒着はしません．固形がんの場合，増大傾向になって一定より大きくなると癒着してしまいます．

症例3　20代・女性

【主　　訴】頸部リンパ節腫脹
【現 病 歴】有痛性の左頸部リンパ節腫脹を主訴に，近医耳鼻科を受診．抗菌薬を投与したが改善がなく，拡大傾向のため当科を紹介となった．
【既 往 歴】なし
【身体所見】左頸部に 1.5～2cm 大・弾性硬・有痛性のリンパ節を複数触知する．

血液検査

血算		生化学			
WBC	4100 /μL	TP	7.5 g/dL	CRP	2.35 mg/dL
Hb	12.2 g/dL	Alb	4.3 g/dL		
MCV	84.8 fL	T-Bil	0.6 mg/dL		
PLT	22.6×10^4 /μL	AST	17 U/L		
Ret	10.5 ‰	ALT	15 U/L		
		LDH	247 U/L		
Neutro	32.4 %	γ-GTP	19 U/L		
Eosino	5.2 %	BUN	16.4 mg/dL		
Baso	0.8 %	Cre	0.64 mg/dL		
Mono	4.2 %	尿酸	3.8 mg/dL		
Lymph	57.4 %				

CQ1: 本症例で診断の参考になる経過，検査結果は何か？

CQ2: 検査方針，治療方針をどうするべきか？

CQ1: アンサー

若年者の有痛性・弾性硬のリンパ節腫大が，多くは片側性に出現するものとして組織球性壊死性リンパ節炎（菊池病）がある．診断確定には組織診が必要だが，良性疾患であることや若年者に多いことから経過観察し，自然軽快を待つことが多い．

この疾患は一般的には発熱を伴うことが多く，75%は 2 ヶ月の経過で自然に改善する．血液検査では白血球減少（特に好中球減少）を示し，LDH が軽度～中等度上昇する．炎症反応は様々だが，sIL-2R やフェリチンも炎症を反映して軽度上昇するため，診断の参考にはならない．

若年で弾性硬の頸部リンパ節腫脹が片側に出て，白血球が減少し，LDH 上昇があれば壊死性リンパ節炎を疑ってよいと思われる．

CQ2: アンサー

診断をつけるのであれば頸部リンパ節生検である．個人的には 1 例も生検をしたことはないが，2 ヶ月程度で自然軽快したため，臨床診断として壊死性リンパ節炎としている．通常は NSAIDs で対症療法を行えば十分である．症状の強いもの・経過が長いものでステロイドの投与を行うが，行う前に必ず抗核抗体や全身性エリテマトーデス（SLE）関連の検査を行う必要がある．壊死性リンパ節炎は SLE の合併が多いためである．

リンパ節生検をする場合は経過が長く，悪性リンパ腫を否定できない場合などになると思われるが，その場合は血液内科にご紹介いただくのが一番よいと思われる．

その後の臨床経過

臨床的に壊死性リンパ節炎と診断し，NSAIDs で経過観察とした．1 ヶ月後には症状は改善傾向であり，2 ヶ月後にはリンパ節は縮小し，ほぼ触知しなくなった．抗核抗体は陰性で，好中球数も 2 ヶ月後の時点で基準範囲内に改善した．

症例4　30代・男性

【主　　訴】腋窩リンパ節腫脹
【現 病 歴】無痛性の左腋窩リンパ節腫脹を主訴に近医を受診．悪性リンパ腫が疑われ，当科に紹介．
【既 往 歴】アトピー性皮膚炎
【身体所見】左腋窩に 1.5cm 大・弾性硬・無痛性のリンパ節を触知する．
皮膚とアトピー性皮膚炎の悪化を認め，左肘には掻破痕を認める．

血液検査

血算		生化学			
WBC	7200 /μL	TP	7.8 g/dL	CRP	0.45 mg/dL
Hb	14.8 g/dL	Alb	4.2 g/dL		
MCV	94.8 fL	T-Bil	0.5 mg/dL	sIL-2R	843 U/mL
PLT	32.1×10^4 /μL	AST	37 U/L		
Ret	16.5 ‰	ALT	25 U/L		
		LDH	217 U/L		
Neutro	52.4 %	γ-GTP	39 U/L		
Eosino	15.2 %	BUN	18.5 mg/dL		
Baso	0.2 %	Cre	0.92 mg/dL		
Mono	3.2 %	尿酸	5.8 mg/dL		
Lymph	29.0 %				

CQ1: sIL-2R が高値だが，これは悪性リンパ腫を疑う所見になるか？　ならない場合は何が原因で上昇しているか？

CQ2: 本症例の検査計画，治療計画を述べよ．

CQ1: アンサー

sIL-2Rは基本的にはリンパ球の活性化マーカーになるため，炎症や膠原病，アトピー性皮膚炎などでは上昇している．アトピー性皮膚炎や関節リウマチの有症状期はsIL-2Rは1000U/mL前後が多く，この程度の数値では悪性リンパ腫を疑わない．

sIL-2Rが2000U/mLを超えると悪性リンパ腫の頻度が上昇し，10000U/mL以上だと悪性リンパ腫があることは疑わないと考えている．しかし，sIL-2Rが正常値でも悪性リンパ腫のことはよくあり，sIL-2Rが低いからといって悪性リンパ腫を否定するものではない．sIL-2Rはあくまで経過を追うために有用なマーカーでしかないことを多くの医師に知っていただけるとありがたいと思う．

CQ2: アンサー

ちなみに本症例はdermatopathic lymphadenopathy（DL）で，慢性皮膚炎に伴い，表在リンパ節の腫脹をきたす反応性病変をいう．アトピー性皮膚炎や薬疹時などで多くみられ，アトピーのある患者ではその悪化時によくリンパ節が腫れて紹介されてくる．皮膚科の医師はおそらくよく知っているが，皮膚科ではない医師がアトピーをみていたり，皮膚疾患と関係ないと考えて患者が他のクリニックなどを受診したりすると，よく血液内科に紹介されてくる．生検すると診断は確定するが，DLを疑うときは皮膚疾患の治療を先にやっていただき，それに伴いリンパ節が縮小すれば，臨床的にDLと診断して皮膚科で経過を見ていただいている．

その後の臨床経過

DLを疑い，まず皮膚科で治療をしていなかったアトピーの治療を行ったところ，リンパ節は縮小し，臨床的にDLと判断して経過観察とした．患者は以前もリンパ節がよく腫れていたので，説明に納得されていた．

症例5 70代・男性

【主　　訴】頸部リンパ節腫脹
【現 病 歴】有痛性リンパ節腫大を認め，近医を受診．ペニシリン系抗菌薬を使用したが改善がなく，レボフロキサシンで一度改善したが再度悪化したため，当科を紹介となった．
【既 往 歴】高血圧，糖尿病，慢性腎不全で維持透析中
【身体所見】右頸部に1.5cm大・弾性硬・有痛性のリンパ節を複数触知する．

血液検査結果

血算		生化学			
WBC	6800 /μL	TP	6.7 g/dL	CRP	0.45 mg/dL
Hb	11.2 g/dL	Alb	3.4 g/dL		
MCV	79.8 fL	T-Bil	0.6 mg/dL	sIL-2R	205 U/mL
PLT	23.2×10^4 /μL	AST	57 U/L		
Ret	7.5 ‰	ALT	45 U/L		
		LDH	327 U/L		
Neutro	65.8 %	γ-GTP	59 U/L		
Eosino	2.1 %	BUN	28.5 mg/dL		
Baso	0.5 %	Cre	4.92 mg/dL		
Mono	6.2 %	尿酸	3.8 mg/dL		
Lymph	25.4 %				

CQ1: 本症例で疑わしい疾患は悪性腫瘍か，感染症か？
感染症だとすると何を疑うか？

CQ2: 診断のために行うべき検査は何か？

CQ1: アンサー

ペニシリン系では効果がなかったが，ニューキノロンで効果があったということは，ニューキノロンが効果のある感染症である．弾性硬・有痛性のリンパ節腫大で最も警戒する疾患はリンパ節結核になる．ニューキノロンは欧米では結核にも有効であることは示されているので，本症例のような経過であればリンパ節結核を疑って精査を行う．

CQ2: アンサー

リンパ節結核を疑っている場合，吸引の培養やPCR検査の陽性率が低いことから，複数の方法で診断を確定させる必要がある．病理組織では乾酪壊死を伴う肉芽種性病変，抗酸菌の確認を行う．同時に培養検査やPCR検査などを行う．クオンティフェロンなどの検査も行い，診断を詰めていく必要がある．

なお，筆者は有痛性でなく，上記のような経過のないリンパ節結核を数名みており，悪性リンパ腫疑いでリンパ節生検をしたことがある．CTで肺に病変があればわかりやすいが，リンパ節病変のみの場合，悪性リンパ腫かリンパ節結核かを見極めるのはなかなか難しい．

その後の臨床経過

経過からリンパ節結核の可能性を考慮し，感染症科にコンサルテーションし，LAMP法を用いてリンパ節結核の確定診断となった．3剤併用療法を施行し，改善した．

COLUMN
腸管病変で見つかる悪性リンパ腫

悪性リンパ腫の中でリンパ節以外から出てくるものもあります．その中で回盲部から出てくるものは高悪性度のバーキットリンパ腫や中悪性度のびまん性大細胞型B細胞リンパ腫が多いです．小腸病変などでポリポーシスパターンは濾胞性リンパ腫やマントル細胞リンパ腫が多いです．

症例6 50代・男性

【主　　訴】両下腿浮腫

【現 病 歴】数ケ月前に両下腿浮腫を主訴に循環器内科を受診．採血・心エコーなどの精査を行ったが異常がなく，利尿剤を使用していたが改善がなかった．少し前に鼠径リンパ節腫大を自覚し，主治医と相談し，当科に紹介．

【既 往 歴】なし

【身体所見】最大 2〜3cm 大，弾性硬，無痛性のリンパ節を右腋窩，右鼠径リンパ節に触知する．

血液検査

血算		生化学			
WBC	3310 /μL	TP	6.7 g/dL	CRP	0.35 mg/dL
Hb	10.9 g/dL	Alb	4.6 g/dL		
MCV	91.0 fL	T-Bil	0.8 mg/dL		
PLT	19.8×10^4 /μL	AST	31 U/L		
Ret	13.5 ‰	ALT	14 U/L		
		LDH	280 U/L		
Neutro	65.2 %	γ-GTP	24 U/L		
Eosino	0.9 %	BUN	12.1 mg/dL		
Baso	0.3 %	Cre	0.87 mg/dL		
Mono	7.9 %	尿酸	6.2 mg/dL		
Lymph	25.7 %				

CQ1: 両下腿浮腫の原因として考えやすいものを述べよ．

CQ2: 追加の採血結果を示す．診断のための検査は何か？

sIL-2R　3273 U/mL
B2MG　3.3 mg/dL

JCOPY 498-22542

CQ1: アンサー

右腋窩，右鼠径リンパ節腫大では両下腿浮腫を起こすことはない．両下腿浮腫を起こす原因として考えやすいのは腹腔内のリンパ節腫大により，下大静脈が圧迫されているケースである．本ケースのようにアルブミンも正常，心機能や腎機能も問題ないにもかかわらず浮腫が改善しない．しかも 50 代と若いこともありリンパ腫による圧迫を強く疑ってよい．

なお，片側性浮腫の原因精査で血栓症や蜂窩織炎がない場合，悪性リンパ腫を疑って CT などを行っていただくとよいと思われる．

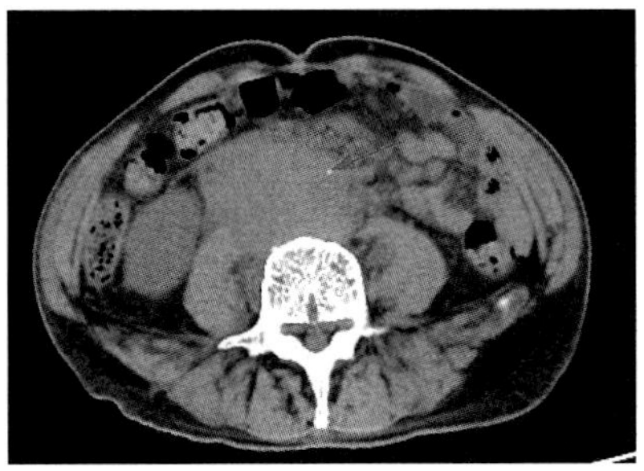

矢印の病変により下大静脈がほぼ閉塞し，尿管も巻き込まれ水腎症となっていた．

CQ2: アンサー

全身 CT でリンパ節病変を確認し，表在リンパ節生検を行う．本症例の場合，数ヶ月の経過があり，全身状態が悪化していないため低悪性度リンパ腫が疑われる．低悪性度リンパ腫であるが，下腿浮腫などの症状があり，治療適応があるため，早急に血液内科のある病院へ紹介する必要がある．

その後の臨床経過

鼠径リンパ節生検の結果，濾胞性リンパ腫 grade 3A と診断された．リツキシマブ - ベンダムスチン療法を行い，4 コースで PET-CT で完全寛解を得た．両下腿浮腫も 2 コース目開始前には改善していた．現在，無治療経過観察中である．

症例7 70代・男性

【主 訴】腹部の違和感

【現病歴】2ヶ月前に腹部の違和感を主訴に近医を受診．腹部CTで腹腔内リンパ節腫大を認め，悪性リンパ腫が疑われた．精査のため当科を紹介．

【既往歴】なし 【身体所見】表在リンパ節触知せず．

【画像所見】

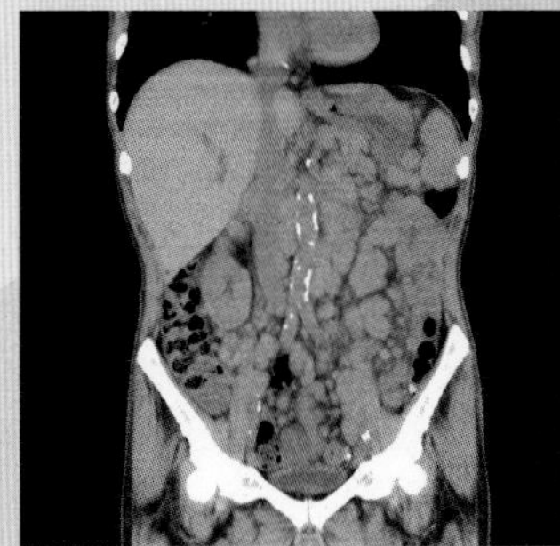

血液検査

血算		生化学			
WBC	5110 /μL	TP	7.7 g/dL	CRP	2.12 mg/dL
Hb	13.9 g/dL	Alb	3.7 g/dL		
MCV	89.4 fL	T-Bil	0.7 mg/dL	sIL-2R	19961 U/mL
PLT	26.8×10^4 /μL	AST	36 U/L	B2MG	7.6 mg/dL
Ret	18.5 ‰	ALT	22 U/L		
		LDH	321 U/L		
Neutro	67.6 %	γ-GTP	90 U/L		
Eosino	1.2 %	BUN	14.5 mg/dL		
Baso	1.0 %	Cre	1.02 mg/dL		
Mono	9.0 %	尿酸	8.4 mg/dL		
Lymph	21.2 %				

CQ1: 本症例では開腹リンパ節生検を施行しているが，急ぐ方がよい理由は何か？

JCOPY 498-22542

CQ1: アンサー

本症例は病理検査の結果，びまん性大細胞型 B 細胞リンパ腫と診断した．PET-CT などの検査結果で Stage IV，NCCN-IPI で HI，R-IPI では poor risk で 5y-PFS 50%前後と診断した．

診断を急ぐ理由として LDH が正常より高く，進行が速い可能性があることがまずあげられる．また，私個人の考えだが，腎機能が正常で β_2MG（ベータ 2 ミクログロブリン）が 3mg/dL 以上の場合，濾胞性リンパ腫やリンパ形質細胞リンパ腫などでも示されているが，びまん性大細胞型 B 細胞リンパ腫でも高齢者では予後不良というデータが出ている．検査値だけで考えるのであれば β_2MG 高値，LDH 高値の患者は急いだ方がよい．

また，今回のケースでは腹部症状が 2 ヶ月前から出ており，急速に進んでいる可能性がある．ゆっくり拡大している患者では症状は出にくい．6cm 大になっていても症状があまりなく，下腿浮腫などで見つかる患者もいる．

悪性リンパ腫はどれだけ状況が悪くても完治は期待できるため，早期に診断し，状況改善を図る必要がある．この患者では R-CHOP 1 コースでほとんどの腫瘍は消失し，6 コース終了後の PET-CT で CR を確認した．

その後の臨床経過

上記にあるように R-CHOP で完全寛解となり，経過観察中．

COLUMN

若年のリンパ節腫大

10 代から 20 代くらいのリンパ節腫大で，頸部から縦隔にかけてリンパ節腫大があるとホジキンリンパ腫を疑います．縦隔に bulky mass があり，LDH が高い場合はリンパ芽球性リンパ腫，全身に 2cm くらいのリンパ節が広がっている場合は血管免疫芽球性 T 細胞リンパ腫か，未分化大細胞型リンパ腫を疑います．リンパ腫でないなら，頸部だけで有痛性なら壊死性リンパ節炎，発熱，扁桃腫大などを伴うなら伝染性単核球症を考えたりします．

症例8 80代・女性

【主　　訴】全身瘙痒感・喉の違和感
【現 病 歴】1ヶ月前から全身の皮疹や瘙痒感のため，皮膚科や内科を受診していた患者．喉の違和感を主訴に受診．受診時に全身の皮疹，頸部・腋窩リンパ節腫大を認めたため，当科に紹介．
【既 往 歴】糖尿病，慢性腎機能障害
原因不明のアレルギー疑いで抗アレルギー剤，ステロイド外用剤を使用中．
【身体所見】頸部，腋窩，鼠径に直径 1～2cm 大のリンパ節を触知する．リンパ節は悪性リンパ腫の典型例よりやや柔らかめ．

血液検査

血算		生化学			
WBC	8300 /μL	TP	7.4 g/dL	CRP	0.70 mg/dL
Hb	17.2 g/dL	Alb	4.5 g/dL	フェリチン	397.5 ng/mL
MCV	95.1 fL	T-Bil	0.6 mg/dL		
PLT	33.4×10^4 /μL	AST	27 U/L		
Ret	23.2 ‰	ALT	28 U/L		
		LDH	494 U/L		
Neutro	80.2 %	γ-GTP	77 U/L		
Eosino	9.5 %	BUN	14.3 mg/dL		
Baso	0.8 %	Cre	0.80 mg/dL		
Mono	2.2 %	尿酸	6.8 mg/dL		
Lymph	7.3 %				

CQ1: やや柔らかめの全身性リンパ節腫大を認めるが，追加の検査は何を行うか？

CQ2: 好酸球増加を認めているが，この精査は何を行うか？

CQ3: 診断のための検査は何を行うか？

JCOPY 498-22542

CQ1: アンサー

全身のリンパ節腫大を認めており，悪性リンパ腫疑いでCTなどの画像検査を行う．また，悪性リンパ腫疑いでsIL-2Rなどの検査を提出する．

CQ2: アンサー

好酸球増加の原因としてアレルギーや血管炎などの疾患を否定するための検査を提出する．今回は悪性リンパ腫関連で好酸球増加の可能性を考えているが，治療前にステロイドなどを使用すると改善してしまう検査は提出しておく．

CQ3: アンサー

全身性で1～2cm大のリンパ節が同じくらいで広がるケースは末梢性T細胞リンパ腫，特に血管免疫芽球性T細胞リンパ腫（AITL）で多い．このリンパ腫のリンパ節は一般的には柔らかめで，身体所見だけだと悪性リンパ腫よりはウイルス感染などの可能性を考えてしまうレベルである．診断のためにリンパ節生検を計画する．

その後の臨床経過

血液検査でsIL-2R 7436U/mL，β_2MG 8.2mg/dL，非特異的IgE 8.8IU/mL，抗核抗体40倍未満，βDグルカン8.8pg/mL，MPO-ANCA陰性，PR3-ANCA陰性であった．

リンパ節生検の結果，AITLと確定診断した．年齢を考慮し，エトポシド内服とプレドニン内服で治療を開始．皮疹やリンパ節は改善し，sIL-2Rも300～400IU/Lまで改善した．2年経過後も無病生存している．

症例9 80代・女性

【主　訴】呼吸困難
【現病歴】1～2 週前から前頸部に腫瘤が出現し，かかりつけ医を受診．精査予定であったが，急速に増大し呼吸困難を呈したため，当院に救急搬送．
【既往歴】糖尿病，橋本病
【身体所見】頸部（甲状腺部）に直径 6cm 大の腫瘤を触知，弾性硬
【画像所見】

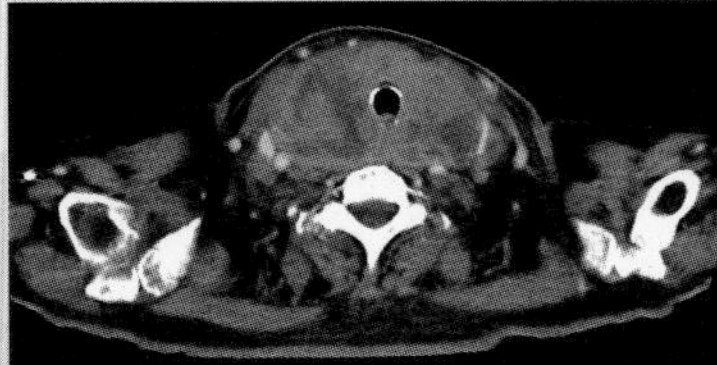

 血液検査

血算		生化学			
WBC	6900 /μL	TP	7.2 g/dL	CRP	0.61 mg/dL
Hb	12.9 g/dL	Alb	4.1 g/dL		
MCV	95.2 fL	T-Bil	0.7 mg/dL		
PLT	19.5×10^4 /μL	AST	25 U/L		
Ret	21.4 ‰	ALT	15 U/L		
		LDH	769 U/L		
Neutro	65.1 %	γ-GTP	21 U/L		
Eosino	1.8 %	BUN	12.2 mg/dL		
Baso	0.0 %	Cre	0.41 mg/dL		
Mono	6.1 %	尿酸	5.6 mg/dL		
Lymph	27.0 %				

CQ1: この患者は緊急性が非常に高いがその理由は何か？

CQ2: この患者の経過から疑わしいものは何か？

CQ1: アンサー

第一に呼吸困難が出現し，甲状腺腫瘤の増大により気道が圧迫されてきている．2 週間程度の経過で圧迫されており，1 週間ほどの間には気道閉塞で死に至る可能性がある．

画像で内腔に low density area ができるほど増大速度が速い腫瘍であること．ここには出ていないが，全身の CT でも病変は甲状腺とその周囲に限局しており Stage II 相当であるが，LDH が 700U/L と高いこと．これらの所見より緊急性が高いと判断できる．

CQ2: アンサー

慢性甲状腺炎など自己免疫疾患があると炎症の刺激で MALT リンパ腫が発生する．MALT リンパ腫は 80 種類ほどある悪性リンパ腫の中でも最もゆっくり進行する腫瘍であり，このような経過にはならない．MALT リンパ腫もそのまま放置すると時間経過で悪性度が上がりびまん性大細胞型 B 細胞リンパ腫に形質転換する．

この患者はおそらく橋本病の経過の中で MALT リンパ腫があったが，そのままになっており，びまん性大細胞型 B 細胞リンパ腫に形質転換したものと思われる．

その後の臨床経過

腫瘍生検を施行し，その直後より PSL 1mg/kg の投与を開始した．2 日後にフローサイトメトリーにて B 細胞リンパ腫であることを確認し，mini-CHOP を実施した．数日後に腫瘍は縮小し，リツキシマブを追加し退院とした．

追記

他に右鎖骨上リンパ腫による上大静脈症候群なども緊急性が高い．顔が腫れてきた場合，放置すると気道浮腫，脳浮腫などで死亡することがあるので，こういった患者も血液内科にすぐに送ってほしい．

本章のまとめ

◆リンパ節腫大をみたら

- 有痛性など悪性リンパ腫を積極的に疑わないケースは対症療法・抗菌薬を中心に経過を見る
- 40 歳以上，全身性，弾性硬，最大径 1.5cm 以上，無痛性，球状などの場合は悪性リンパ腫を念頭に血液内科に紹介する
- 高齢者のリンパ節腫大のリンパ節結核，若年女性の壊死性リンパ節炎，アトピー性皮膚炎などのある患者における DL などの疾患は常に念頭におく

◆悪性リンパ腫の可能性が高い場合

- 半年以上の経過があり，増大速度が遅い場合は低悪性リンパ腫の可能性が高い
- 原因不明の浮腫や腎障害などの原因にリンパ腫による下大静脈狭窄や尿管狭窄があることを知っておく
- 気道狭窄・顔面浮腫のある症例，LDH の高い症例，増大速度の速い症例などは緊急性が高いので，血液内科にできるだけ早く紹介する

COLUMN

可用性 IL-2 受容体（sIL-2R）とリンパ腫

おそらく 20 年以上前の最初のころの発表でも 2000U/L 以上は悪性リンパ腫が多いとされていますが，その後場所・時間を変えてチェックしてみても ROC 曲線で 2000〜2100 くらいになります．おそらく 2000 以上は悪性リンパ腫が多いですが，固形がんのケース（ほとんど未分化がん or 低分化腺癌の全身転移）でも sIL-2R 5000U/L 以上がいるので，絶対的な基準ではありません．ただ，今のところ 10000U/L 以上は全例が悪性リンパ腫でした．

CHAPTER 13:

血清蛋白の異常をみたら考えること

血清蛋白の異常をみたら何を考えるか？

悪性疾患としては多発性骨髄腫があがる．多発性骨髄腫は基本的には monoclonal な免疫グロブリン増加（M 蛋白血症）を起こすが，ベンス ジョーンズ蛋白（BJP）型や非産生型骨髄腫では汎免疫グロブリン低下をきたす．他に M 蛋白が発見の契機になる疾患に原発性マクログロブリン血症（WM）がある．多発性骨髄腫では正常な免疫グロブリンの低下を起こすことを頭の中に入れておく．

免疫グロブリンの低下をみたときに多発性骨髄腫ではないことがある．その場合，診断されていない先天性液性免疫不全の一つである分類不能型免疫不全症のことがある．今までに 4，5 人の先天性免疫不全と確定診断に至った初診患者を経験した．免疫グロブリン低下をみたらとりあえず「血液内科」に相談するとよい．

総蛋白増加の中に polyclonal な免疫グロブリン増加の患者もいる．慢性炎症をきたす疾患がくるわけだが，慢性炎症を起こす自己免疫疾患やキャッスルマン病などがある．当院に来てからの 2 年間でキャッスルマン病と確定診断した患者が 2 名いるので，気が付かれていない患者もかなりいるのではないかと思う．

キャッスルマン病もリンパ節腫大を起こすが，悪性リンパ腫の中にも汎免疫グロブリン増加をきたすタイプがある．例えば血管免疫芽球性 T 細胞リンパ腫やホジキンリンパ腫の一部がそうである．他にも慢性炎症を起こしている固形がん（自験例では腎臓癌・肺癌・悪性中皮腫など）ということもあった．いずれにせよ何かあるので放置しないことが大事である．

症例1 50代・男性

【主　訴】総蛋白高値，貧血
【現病歴】健康診断で総蛋白高値，貧血を認めたため，多発性骨髄腫疑いで当科を紹介．自覚症状はなし．
【既往歴】なし

血液検査

血算		生化学			
WBC	4620 /μL	TP	10.3 g/dL	CRP	0.06 mg/dL
Hb	9.6 g/dL	Alb	3.4 g/dL		
MCV	86.5 fL	T-Bil	0.4 mg/dL		
PLT	16.8×10^4 /μL	AST	25 U/L		
Ret	14.1 ‰	ALT	22 U/L		
		LDH	191 U/L		
Neutro	49.6 %	γ-GTP	42 U/L		
Eosino	0.6 %	BUN	12.7 mg/dL		
Baso	0.3 %	Cre	0.79 mg/dL		
Mono	7.5 %	尿酸	7.0 mg/dL		
Lymph	42.0 %				

CQ1: 採血結果で注目すべき検査結果はどれか？

CQ2: 多発性骨髄腫の可能性を高めるために，どの検査を追加するか？

JCOPY 498-22542

CQ1: アンサー

総蛋白高値，貧血だけでは慢性炎症による polyclonal な免疫グロブリン増加と慢性炎症に伴う貧血という可能性がある．

CRP が正常値でアルブミンが下がっていることから，炎症以外の原因で免疫グロブリンが増加し，アルブミンが低下していると判断可能である．

なお，多発性骨髄腫では CRAB（高 Ca 血症，腎障害，貧血，骨病変）症状が主症状になるが，貧血と骨痛が 70%以上の患者で認められる主な症状である．

CQ2: アンサー

多発性骨髄腫であることを確認するために，免疫グロブリンをまず確認する．今回であれば IgG, IgA, IgM の確認をするが，IgM の上昇であれば，多発性骨髄腫ではなく，原発性マクログロブリン血症の可能性が高くなる．

時間がかかるが，免疫グロブリンを提出した上で，遊離軽鎖κ/λ比の確認や，免疫固定法による M 蛋白の確認を行う．通常であれば，いずれかの免疫グロブリンの増加と正常免疫グロブリンの低下を確認したら，骨髄検査で診断を確認する．

あわせて全身骨の低線量 CT で骨病変を精査し，骨髄腫の評価とする．

その後の臨床経過

追加検査の結果を示す．

血算		生化学			
WBC	4620 /μL	TP	10.3 g/dL	CRP	0.06 mg/dL
Hb	9.6 g/dL	Alb	3.4 g/dL		
MCV	86.5 fL	T-Bil	0.4 mg/dL	IgG	5423 mg/dL
PLT	16.8×10^4 /μL	AST	25 U/L	IgA	13 mg/dL
Ret	14.1 ‰	ALT	22 U/L	IgM	7 mg/dL
		LDH	191 U/L		
Neutro	49.6 %	γ-GTP	42 U/L	FLC Ratio	0.01 未満
Eosino	0.6 %	BUN	12.7 mg/dL	遊離 L 鎖　κ型	1.3
Baso	0.3 %	Cre	0.79 mg/dL	遊離 L 鎖　λ型	1312.1
Mono	7.5 %	尿酸	7.0 mg/dL		
Lymph	42.0 %	Ca	9.2 mg/dL	免疫固定法	IgGλ型 M 蛋白

IgGλ型多発性骨髄腫と診断し，VRd で寛解導入療法を施行し，病状の改善を認めた．現在は sCR で MRD 陰性の状態で維持療法を継続している．

症例2　70代・男性

【主　訴】貧血，骨痛
【現病歴】腰痛を主訴に近医整形外科を受診．腰椎の圧迫骨折を認め，採血で軽度の貧血を認めた．近医で鎮痛剤・コルセットで治療を受けていたが，他の椎体などの骨折を認め，骨髄腫疑いで当科を紹介．
【既往歴】高血圧，脂質異常症，糖尿病

血液検査結果

血算		生化学			
WBC	5200 /μL	TP	7.9 g/dL	CRP	1.06 mg/dL
Hb	9.7 g/dL	Alb	3.1 g/dL		
MCV	102.5 fL	T-Bil	0.7 mg/dL		
PLT	27.3×10^4 /μL	AST	26 U/L		
Ret	26.2 ‰	ALT	21 U/L		
		LDH	172 U/L		
Neutro	54.0 %	γ-GTP	22 U/L		
Eosino	2.0 %	BUN	32.7 mg/dL		
Baso	2.5 %	Cre	0.99 mg/dL		
Mono	7.0 %	尿酸	7.6 mg/dL		
Lymph	35.5 %				

CQ1: 血液検査結果で総蛋白増加はないが，どこに注目するべきか？

CQ2: 2回目の骨折の前に骨髄腫に気付くために，最初に追加すべき検査は何か？

JCOPY 498-22542

CQ1: アンサー

総蛋白増加はないが，アルブミンの低下を認めており，総蛋白とアルブミンの差は開大している．圧迫骨折に総蛋白－アルブミンの乖離があれば，多発性骨髄腫を疑い免疫グロブリンを確認するようにする．

CQ2: アンサー

基本的に免疫グロブリン（IgG, IgA, IgM）の確認をする．どれかが上昇し，他が低下していれば基本的に骨髄腫を考えて血液内科へ紹介で問題ないと思われる．

逆に M 蛋白を検出しても正常免疫グロブリンの低下がない場合は，治療適応のないくすぶり型骨髄腫や MGUS（意義不明の単クローン性免疫グロブリン血症）のことがほとんどである（たまに治療適応のある骨髄腫が混ざっていることがある．骨病変が 1 ヶ所だけあって，他が目立たない場合など）．

その後の臨床経過

追加の検査結果を示す．

血算		生化学			
WBC	5200 /μL	TP	7.9 g/dL	CRP	1.06 mg/dL
Hb	9.7 g/dL	Alb	3.1 g/dL		
MCV	102.5 fL	T-Bil	0.7 mg/dL	IgG	423 mg/dL
PLT	27.3×10^4 /μL	AST	26 U/L	IgA	2213 mg/dL
Ret	26.2 ‰	ALT	21 U/L	IgM	21 mg/dL
		LDH	172 U/L		
Neutro	54.0 %	γ-GTP	22 U/L	FLC Ratio	587.2
Eosino	2.0 %	BUN	32.7 mg/dL	遊離 L 鎖　κ型	998.3
Baso	2.5 %	Cre	0.99 mg/dL	遊離 L 鎖　λ型	1.7
Mono	7.0 %	尿酸	7.6 mg/dL		
Lymph	35.5 %			免疫固定法	IgAκ型 M 蛋白

IgA 高値と IgG 低下，IgM 低下を認め，多発性骨髄腫疑いで入院．骨髄穿刺で形質細胞の増加，フローサイトメトリーでκへの偏りを認め多発性骨髄腫と確定診断．その後，免疫固定法のデータなどが追加された．DLd で治療を開始し，VGPR レベルで推移している．

症例3 70代・女性

【主　訴】貧血，腎障害

【現病歴】近医で高血圧の内服治療中の患者．労作時の息切れを主訴に近医を受診し，採血で貧血と軽度の腎障害を認めた．腎性貧血を念頭にエリスロポエチン製剤が使用されたが，貧血の改善がなく，腎障害も悪化したため精査のために当院に紹介．

【既往歴】高血圧

血液検査

血算		生化学			
WBC	7710 /μL	TP	5.8 g/dL	CRP	0.26 mg/dL
Hb	9.3 g/dL	Alb	3.5 g/dL		
MCV	91.1 fL	T-Bil	0.4 mg/dL		
PLT	23.9×10⁴ /μL	AST	15 U/L		
Ret	9.4 ‰	ALT	14 U/L		
		LDH	153 U/L		
Neutro	66.5 %	γ-GTP	41 U/L		
Eosino	1.0 %	BUN	32.7 mg/dL		
Baso	0.3 %	Cre	2.63 mg/dL		
Mono	11.2 %	尿酸	12.9 mg/dL		
Lymph	21.0 %	Ca	10.7 mg/dL		

CQ1: この患者のデータで注目すべきデータはどれか？

CQ2: この患者の尿検査の結果を示す．この結果は何を意味しているか？

尿定性検査　尿蛋白　(－)
尿蛋白定量　180mg/dL

CQ3: 診断は何か？

JCOPY 498-22542

CQ1: アンサー

一番注目するべきポイントは総蛋白とアルブミンの逆乖離である．何を言っているかというと総蛋白が低く，アルブミンが比較的維持されている．患者によっては同じ状況で総蛋白 4～5mg/dL でアルブミン 2.1mg/dL というような患者もいる．すなわち免疫グロブリンが全体的に下がっていることを示している．

あとは貧血，腎機能障害，高カルシウム血症があることから，この時点では多発性骨髄腫を考えに入れることは可能と思われる．

「多発性骨髄腫は総蛋白が上昇する」と考えると，IgA 型や BJP 型，IgD 型や IgE 型，非産生型などを見逃す可能性がある．

CQ2: アンサー

尿定性検査の蛋白尿はアルブミン尿を検出するものであり，BJP は検出しない．そのため，尿蛋白定量ではかなりの尿蛋白があるのに，尿定性で検出されないのは BJP が大量に尿中にあることを示している．

CQ3: アンサー

本来は正しい解答ではないが BJP 型多発性骨髄腫の可能性が高い．正確に言えば BJP が大量に出ている多発性骨髄腫である．

その後の臨床経過

血算		生化学			
WBC	7710 /μL	TP	6.1 g/dL	CRP	0.26 mg/dL
Hb	9.3 g/dL	Alb	3.5 g/dL		
MCV	91.1 fL	T-Bil	0.4 mg/dL	IgG	395 mg/dL
PLT	23.9×10⁴ /μL	AST	15 U/L	IgA	24 mg/dL
Ret	9.4 ‰	ALT	14 U/L	IgM	9 mg/dL
		LDH	153 U/L		
Neutro	66.5 %	γ-GTP	41 U/L	FLC Ratio	0.01 未満
Eosino	1.0 %	BUN	32.7 mg/dL	遊離 L 鎖 κ型	5.9
Baso	0.3 %	Cre	2.63 mg/dL	遊離 L 鎖 λ型	7289.8
Mono	11.2 %	尿酸	12.9 mg/dL		
Lymph	21.0 %	Ca	10.7 mg/dL		

BJP λ型多発性骨髄腫と診断し，当初は腎機能を考慮しボルテゾミブ+デキサメタゾンで治療導入し，病状は軽快した．現在は DBd 療法に変更し，治療を継続中．

症例4 50代・女性

【主　訴】全身倦怠感
【現病歴】全身倦怠感・関節痛を主訴に近医を受診．採血で総蛋白上昇，アルブミン低下を認めたため，多発性骨髄腫疑いで当科に紹介．
【既往歴】なし

血液検査

血算		生化学			
WBC	9300 /μL	TP	9.8 g/dL	CRP	6.76 mg/dL
Hb	9.3 g/dL	Alb	2.8 g/dL		
MCV	74.4 fL	T-Bil	0.3 mg/dL		
PLT	43.9×10^4 /μL	AST	11 U/L		
Ret	13.4 ‰	ALT	5 U/L		
		LDH	133 U/L		
Neutro	69.2 %	γ-GTP	11 U/L		
Eosino	2.8 %	BUN	12.7 mg/dL		
Baso	1.0 %	Cre	0.63 mg/dL		
Mono	4.5 %	尿酸	5.9 mg/dL		
Lymph	22.5 %	Ca	8.3 mg/dL		

CQ1: 総蛋白とアルブミンの乖離を認めるが，精査を進めるために行うべき検査は何か？

CQ2: 免疫グロブリンの検査結果はIgG 5240mg/dL, IgA 324mg/dL, IgM 528mg/dLであった．この結果から免疫グロブリンの増加はmonoclonalか，polyclonalか？

CQ3: 炎症精査のためのCTでは感染源は明らかではなく，多発性のリンパ節腫大を認めた．鑑別疾患は何があるか？

CQ1: アンサー

総蛋白，アルブミンの乖離から何が増えているかを確認するために，免疫グロブリンを提出する．免疫グロブリンの増加がない場合，他の蛋白質が増えていることになるが，蛋白分画などを出しておくと免疫グロブリンがあまり上がっていないときに役立つことがある．

CQ2: アンサー

データからは polyclonal な免疫グロブリン増加である．この患者の遊離軽鎖はκ鎖 121.6，λ鎖 76.8 とともに増加していたが，比率としては 1.58 と正常範囲内であった．小球性貧血でフェリチンも維持されていたため，慢性炎症に伴う貧血と診断している．CRP も高値であり，慢性炎症がベースにあると判断できる．なお，関節痛もあったため，抗核抗体やリウマチ因子も確認しているが，抗核抗体は 80 倍と弱陽性程度で，リウマチ因子も 5IU/mL と上昇していなかった．

CQ3: アンサー

多発性リンパ節腫大の範囲にもよるが，悪性リンパ腫・IgG4 関連疾患・キャッスルマン病を鑑別としてリンパ節生検を施行した．その結果，キャッスルマン病の確定診断を得た．

その後の臨床経過

キャッスルマン病の診断でトシリズマブを開始した．1 回目の投与で倦怠感がある程度改善し，2 回目の投与で関節の痛みも改善した．その後も治療を継続している．

JCOPY 498-22542

症例5 70代・男性

【主　訴】総蛋白－アルブミン乖離，腎機能低下
【現病歴】腎機能障害のため，当院内科を紹介となり，総蛋白正常，アルブミン低下を認めたため，多発性骨髄腫疑いで当科を紹介.
【既往歴】糖尿病，高血圧：内服治療中，腎臓癌で腎摘出術後

血液検査

血算		生化学			
WBC	7780 /μL	TP	6.8 g/dL	CRP	0.46 mg/dL
Hb	11.8 g/dL	Alb	2.8 g/dL		
MCV	95.1 fL	T-Bil	0.4 mg/dL	HbA1c	5.9 %
PLT	30.9×10^4 /μL	AST	20 U/L		
Ret	12.4 ‰	ALT	15 U/L		
		LDH	167 U/L		
Neutro	61.2 %	γ-GTP	27 U/L		
Eosino	2.7 %	BUN	26.0 mg/dL		
Baso	0.6 %	Cre	1.89 mg/dL		
Mono	4.9 %	尿酸	5.4 mg/dL		
Lymph	30.6 %	Ca	9.3 mg/dL		

CQ1: 総蛋白増加，アルブミン低下の原因検索のために行うべき検査は何か？

CQ2: 提出した免疫グロブリンは IgG 280mg/dL，IgA 73mg/dL，IgM 2661mg/dL であった．疑うべき疾患は何か？

CQ3: 尿蛋白定性（4+），尿潜血（−）で，尿蛋白定量 482mg/dL であった．精査のために行うべき検査は何か？

CQ4: 尿中蛋白分画を示す．鑑別は何か？
尿中アルブミン 75.0%，α1 分画 5.6%，α2 分画 5.3%，β分画 7.0%，γ分画 7.1%

JCOPY 498-22542

CQ1: アンサー

多発性骨髄腫の精査のために，IgG，IgA，IgM の免疫グロブリンを測定する．免疫固定法や遊離軽鎖なども確認するとよい．

CQ2: アンサー

IgM が高値であり，一般的には WM を疑う．WM は低悪性度リンパ腫の一つであり，monoclonal IgM 血症を特徴とする．一般的には貧血や過粘稠症候群を主症状とし，骨病変や腎障害などは少ない．炎症反応の軽度上昇を起こすことが多く，リンパ節腫大は 15%にしか認めない．

CQ3: アンサー

BJP は尿定性検査では引っかからないため，アルブミン尿が出ている．尿定量検査からアルブミン尿による低アルブミン血症・ネフローゼ症候群を疑った．尿蛋白 / クレアチニン比が 5.19g/gCr で尿アルブミンは 3.2g/gCr でありネフローゼ症候群と診断した．

CQ4: アンサー

尿蛋白分画からもアルブミン主体であり，BJP はβ～γグロブリン分画にピークがくるため，BJP の影響は考えにくかった．

その後の臨床経過

腎臓癌の術後で腎生検ができなかったが，腎臓内科の判断として膜性腎症の可能性が高いと判断された．M 蛋白の影響でアミロイドーシスを起こし，ネフローゼ症候群という可能性を考えたが，消化管内視鏡検査・消化管粘膜病理，皮膚生検などでアミロイドーシスの所見はなく，治療適応のない WM と診断した．腎機能低下は BJP の影響ではなく，片腎に加えて膜性腎症により起きていると判断し，WM は経過観察を継続している．

症例6 70代・男性

【主　訴】腰痛，総蛋白－アルブミン乖離

【現病歴】腰痛のため近医を受診．採血で総蛋白上昇，アルブミン低下を認めたため，精査のため当科を紹介受診．半年で体重が6kg減少している．

【既往歴】高血圧
喫煙　40本/day，健康診断のHb 18g/dL

血液検査

血算		生化学			
WBC	14600 /μL	TP	8.1 g/dL	CRP	3.26 mg/dL
Hb	14.0 g/dL	Alb	2.8 g/dL		
MCV	88.2 fL	T-Bil	0.4 mg/dL		
PLT	67.9×10^4 /μL	AST	22 U/L		
Ret	16.4 ‰	ALT	18 U/L		
		LDH	287 U/L		
Neutro	86.5 %	γ-GTP	16 U/L		
Eosino	0.1 %	BUN	18.0 mg/dL		
Baso	0.3 %	Cre	1.02 mg/dL		
Mono	4.0 %	尿酸	4.3 mg/dL		
Lymph	9.1 %	Ca	9.8 mg/dL		

CQ1: 注目すべき検査結果はどれか？

CQ2: 原因検索のため，出すべき検査は何か？

CQ3: 腰痛・高カルシウム血症の原因は何が考えやすいか？

JCOPY 498-22542

CQ1: アンサー

総蛋白，アルブミン乖離の指摘があったが，白血球増加・血小板増加・CRP増加から慢性炎症の可能性を考慮する必要がある．

CQ2: アンサー

総蛋白増加をみたら，まず免疫グロブリンを確認する．また，慢性炎症の原因，体重減少の原因，高カルシウム血症の原因精査のため全身の CT を行う．

CQ3: アンサー

多発性骨髄腫で腰痛・炎症を起こすことはあるが，白血球増加や血小板増加を起こすことは通常はない．化膿性脊椎炎で白血球増加，血小板増加，腰痛を起こすことはありうるが高カルシウム血症は稀である．体重減少もあり，担がん患者だとすると腰痛で通常考えるべき疾患はがんの骨転移である．溶骨性骨転移を起こす腫瘍と造骨性骨転移を起こす腫瘍があるが，今回はカルシウムが上昇しているので溶骨性骨転移である．

その後の臨床経過

初診時に体重減少などのエピソードからがんの転移を疑い，全身の CT を行ったところ肺に腫瘤影を認めたため，肺癌マーカーを確認したところ ProGRP が 13670pg/mL と異常高値であり，肺小細胞癌が疑われた．総合的に慢性炎症と腰痛の原因も肺癌と判断し，呼吸器外科に紹介とした．

COLUMN

総蛋白増加のある患者

総蛋白増加がなく，アルブミンが低い疾患は肝硬変やネフローゼなど悪性疾患以外も多いですが，総蛋白増加がある場合は慢性炎症を起こす何らかの疾患（悪性疾患含む）か骨髄腫や原発性マクログロブリン血症などを考える必要があります．総蛋白が 9.0g/dL を超えたら何か治療が必要な疾患があると考え，精査をするべきだと考えます（3 年放置されていた患者がいました）．

本章のまとめ

◆血清蛋白の異常をみたらまず

- 免疫グロブリン（IgG，IgA，IgM）を確認する
- いずれかが上昇し，他が低下していれば通常は多発性骨髄腫 or WM である
- 汎免疫グロブリン減少であれば BJP 型多発性骨髄腫などを考える
- ごく稀に汎免疫グロブリン減少で原発性免疫不全などもあるが，血液内科に紹介でよい
- BJP が尿定性でひっかからず，尿定量では検出できることなどを利用して BJP が出ているかどうかを早期に判断できるとよい

COLUMN

分類不能型免疫不全の場合

成人で汎免疫グロブリン減少などがあり骨髄腫だと思ったら M 蛋白がないということが何回かありました．フリーライトチェーンも陰性だと「非産生・非分泌型多発性骨髄腫」か「原発性免疫不全」を考えます．前者も今までに 1 人みたことはありますが，200 人くらいみていても 1 人くらいですので，普通はないです．骨髄検査をする（CRAB 症状がなければ先に採血でデータ集めています）のと，T 細胞 /B 細胞比率で B 細胞がないことを確認し，異常があったら原発性免疫不全を専門にする小児科の先生にお願いしております．

CHAPTER 14:

骨病変・高カルシウム血症をみたときの対応について

骨病変とそれに伴う高カルシウム血症は多発性骨髄腫の診断の契機になるものである.

骨髄腫で椎体病変により圧迫骨折を繰り返して診断された患者もいる. 椎体病変だけでなく, 2〜3 回の骨折を起こしたことで, 気付かれたケースというのもある. 病的骨折を起こす疾患の一つとして多発性骨髄腫は頭に置く必要がある.

ただ, 何回も骨折を繰り返してから血液内科に紹介された場合,「もっと早く気が付けなかったのか」と患者が言っていることもあり, 早めに気が付けるようにしておくのは重要である. 今回は通常の縦隔条件 CT で骨破壊のある画像を提示し,「こんな感じ」というのをみていただければと考えている.

骨病変だけであれば他の疾患でもありうるし, 高カルシウム血症はリンパ系腫瘍では比較的認めることが多いものである. 有名な疾患では成人 T 細胞白血病リンパ腫（ATLL）がある. ATLL は進行も速く, 中央生存期間が数ヶ月という予後不良な疾患であるため, 早期に血液内科に紹介する必要がある. しばらく見ている医師もいるので注意してほしい.

高カルシウム血症を認めることが急性リンパ性白血病ではあるし, 骨病変を認める悪性リンパ腫でもみることがある.

高カルシウム血症は強制利尿による脱水症状, 口渇・多飲などを伴うためよく問診すれば気が付けるが, 想定していないと気付くことができないことがある. 高カルシウム血症は重症化すれば腎不全, 意識障害, 死亡と繋がるため, 早期に対応する必要がある. 骨病変と高カルシウム血症を中心に話をする.

症例1 50代・男性

【主　訴】骨折
【現病歴】仕事中に道具を振ったところ肩を骨折し，整形外科を受診．その3ヶ月後にも骨折があり，全身CTで転移性骨腫瘍が疑われ内科に紹介．
【既往歴】なし

血液検査

血算		生化学			
WBC	4280 /μL	TP	5.8 g/dL	CRP	1.76 mg/dL
Hb	8.7 g/dL	Alb	3.3 g/dL		
MCV	92.8 fL	T-Bil	0.8 mg/dL	IgG	420 mg/dL
PLT	13.9×10^4 /μL	AST	31 U/L	IgA	13 mg/dL
Ret	12.4 ‰	ALT	25 U/L	IgM	8 mg/dL
		LDH	132 U/L		
Neutro	60.1 %	γ-GTP	17 U/L		
Eosino	2.1 %	BUN	12.0 mg/dL		
Baso	0.2 %	Cre	0.99 mg/dL		
Mono	5.3 %	尿酸	3.2 mg/dL		
Lymph	32.3 %	Ca	11.2 mg/dL		

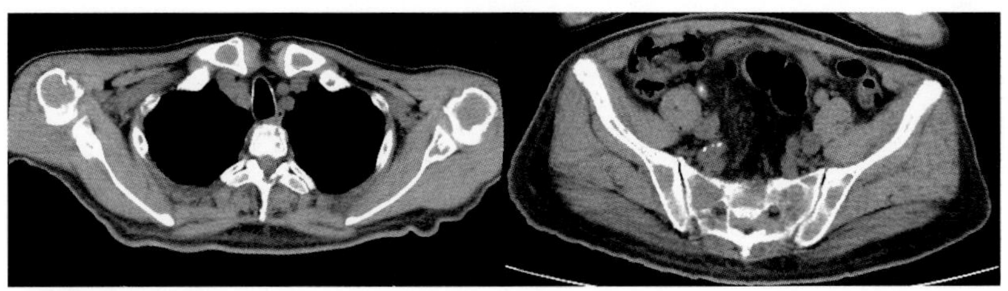

CQ1: 単純CT（縦隔条件）で骨病変はどこにあるか？

CQ2: 診断は何か？

JCOPY 498-22542

CQ1: アンサー

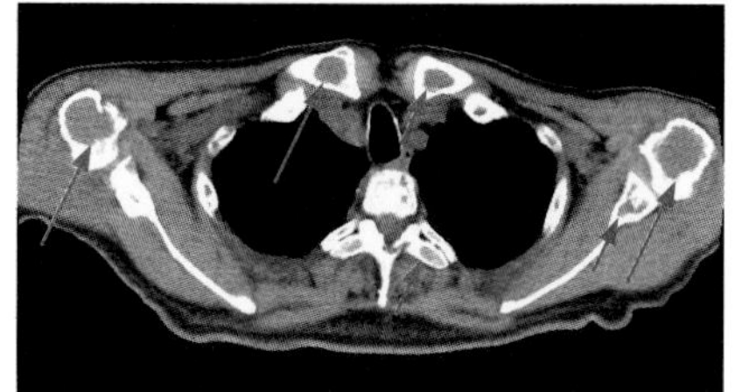

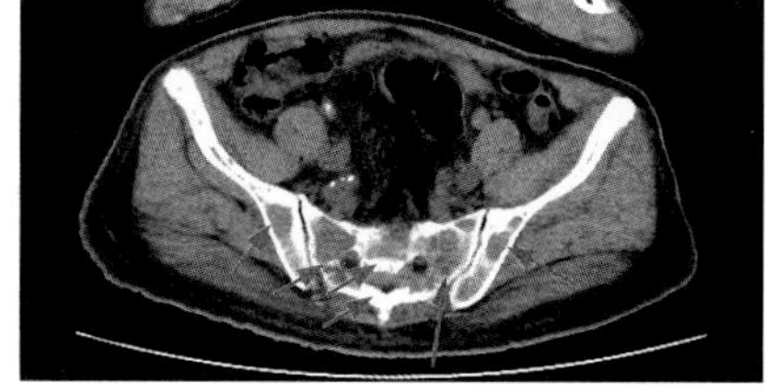

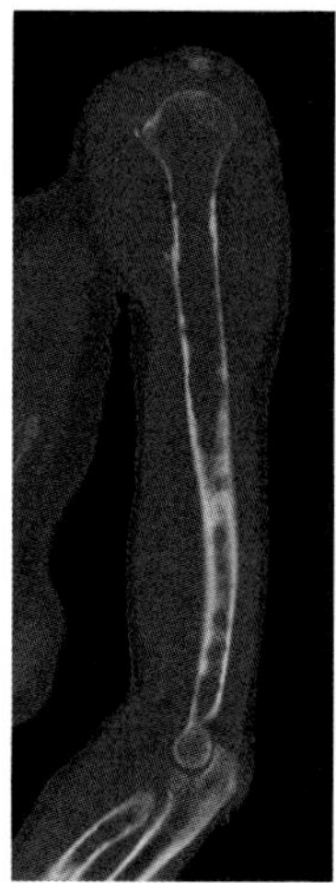

赤矢印は骨病変である．なお，骨条件で上腕骨を見ると，かなりスカスカでいつ折れてもおかしくない状況である．

CQ2: アンサー

BJP 型多発性骨髄腫である．

その後の臨床経過

BJP 型骨髄腫として VRd で寛解導入療法を開始した．骨折部位については寛解導入療法後，改善した．

JCOPY 498-22542

症例2 80代・男性

【主　訴】背部痛
【現病歴】自転車を運転中に背部痛が出現．様子を見ていたが，改善がなく，新たな痛みが増えたため近医を受診．CT で骨腫瘍が疑われ当院に紹介．
【既往歴】高血圧・脂質異常症　内服治療中

血液検査

血算		生化学			
WBC	5280 /μL	TP	6.1 g/dL	CRP	0.36 mg/dL
Hb	13.7 g/dL	Alb	3.6 g/dL		
MCV	86.8 fL	T-Bil	0.2 mg/dL	IgG	512 mg/dL
PLT	17.2×10^4 /μL	AST	21 U/L	IgA	23 mg/dL
Ret	16.4 ‰	ALT	39 U/L	IgM	11 mg/dL
		LDH	182 U/L		
Neutro	51.3 %	γ-GTP	21 U/L		
Eosino	1.4 %	BUN	18.0 mg/dL		
Baso	0.4 %	Cre	0.72 mg/dL		
Mono	4.3 %	尿酸	4.7 mg/dL		
Lymph	42.6 %	Ca	9.2 mg/dL		

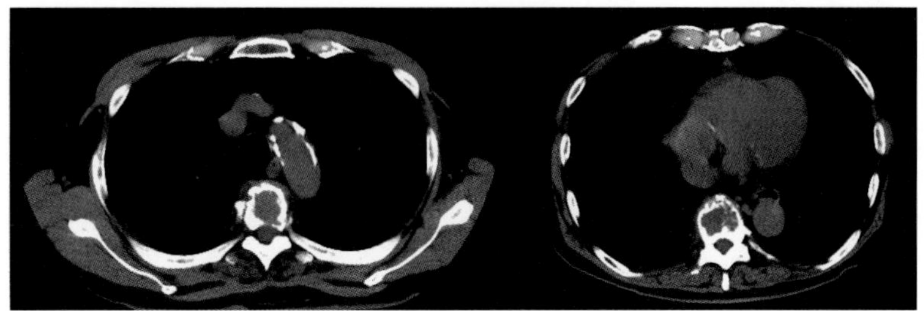

CQ1: 骨病変（縦隔条件）はどこか？

CQ2: 注意すべきことは何か？

CQ1: アンサー

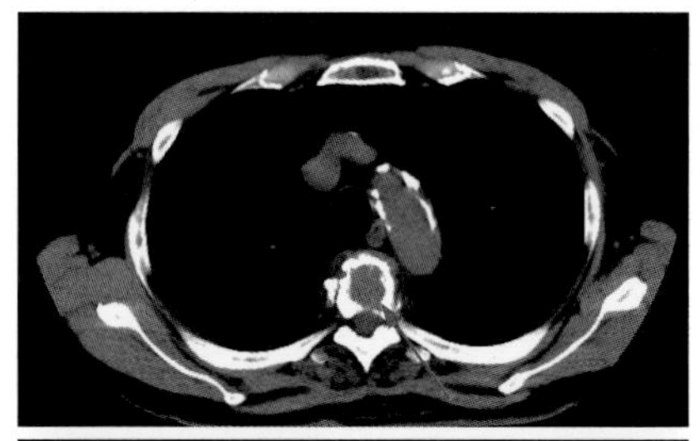

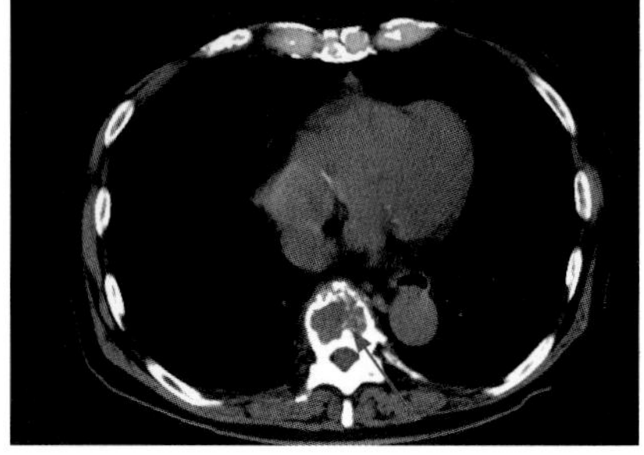

赤矢印の椎体に溶骨性病変がある．縦隔条件でも時折このようなものが見える．

CQ2: アンサー

椎体病変の場合，部位や圧迫骨折の状況によっては対麻痺などのリスクがあるので注意を要する．

その後の臨床経過

DLd 療法を行い，1 コース目で 100 分の 1 以下に遊離軽鎖は減少し，腰痛や骨病変が改善した．2 コース目の途中で退院し，外来で治療を継続している．

症例3 70代・男性

【主　訴】意識障害
【現病歴】しばらく前より口渇の訴えがあった．徐々に食欲がなくなっていた．経過を見ていたが，朝起床してこなかったため様子を見に家人が行くと，反応がなく救急要請．救急搬送時の採血・CTで多発性骨髄腫が疑われ，当科に入院．
【既往歴】高血圧

血液検査結果

血算		生化学			
WBC	2280 /μL	TP	10.1 g/dL	CRP	2.36 mg/dL
Hb	7.7 g/dL	Alb	2.2 g/dL		
MCV	88.1 fL	T-Bil	0.8 mg/dL	IgG	412 mg/dL
PLT	7.2×10^4 /μL	AST	45 U/L	IgA	5810 mg/dL
Ret	9.4 ‰	ALT	23 U/L	IgM	11 mg/dL
		LDH	211 U/L		
Neutro	61.1 %	γ-GTP	51 U/L		
Eosino	1.9 %	BUN	68.0 mg/dL		
Baso	0.6 %	Cre	3.15 mg/dL		
Mono	8.3 %	尿酸	11.7 mg/dL		
Lymph	28.1 %	Ca	13.8 mg/dL		

CQ1: 初期対応はどうするか？

CQ2: 当日に血液内科へ紹介できない場合，治療をどうするか？

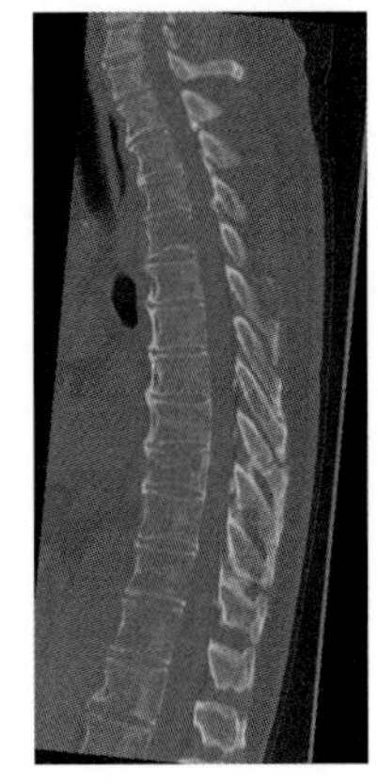

CQ1: アンサー

多発骨病変があり，IgA が高値で，IgG や IgM は低下しており，IgA 型多発性骨髄腫に合致する所見である．補正カルシウムが 15.6mg/dL と高値であり，意識障害・口渇・腎障害の一部は高カルシウム血症によるものである．

高カルシウム血症の初期対応として脱水補正・排泄促進のために大量の細胞外液（生理食塩水）の補充を行い，初期はカルシトニンなどで治療を行う．カルシトニンは数日で効果が消失するので，それまでにある程度腎機能を改善させる．腎機能が改善したらゾレドロン酸の投与を検討する．腎機能が悪いとゾレドロン酸の投与は難しいが，デノスマブは論文では腎機能障害があっても安全に投与可能とされている．ただ，私は初期にあまり使用していない．

この後に記載するが，ステロイドが腸管からのカルシウム吸収の抑制と骨髄腫そのものの治療になるので，通常は併用している．

CQ2: アンサー

仮に当日の血液内科入院（転院）が難しい場合，腎機能が悪く，汎血球減少状態にあることから安全な治療薬はステロイドである．PSL 1mg/kg かデキサメタゾン（DEX）20～40mg/day の投与を行うことができれば，1～2 日程度は時間稼ぎができると思われる．

その後の臨床経過

入院当日に骨髄検査を施行し，大量 DEX 療法を開始．高カルシウム血症の治療を並行させながら，骨髄腫の診断で当初はボルテゾミブ+DEX で治療を開始．腎機能が改善後にボルテゾミブの反応が良かったことから，ダラツムマブを加えて DVMP で治療を継続し，病状は改善し退院．以後は外来治療中である．

症例4　70代・女性

【主　訴】意識障害・大腿骨骨折

【現病歴】1ヶ月ほど前から食欲不振，全身倦怠感を訴えていた．夜中にトイレに行くために起床したが，転倒し動けなくなり救急搬送．大腿骨頸部骨折の診断で入院となったが，入院時の採血で血液疾患が疑われたため，当科に紹介．紹介時はJCS 30で受け答えは困難であった．

【既往歴】高血圧・糖尿病

血液検査

血算		生化学			
WBC	38280 /μL	TP	7.1 g/dL	CRP	9.16 mg/dL
Hb	8.7 g/dL	Alb	2.6 g/dL		
MCV	96.3 fL	T-Bil	0.3 mg/dL	IgG	1205 mg/dL
PLT	5.2×10^4 /μL	AST	125 U/L	IgA	170 mg/dL
Ret	8.4 ‰	ALT	73 U/L	IgM	81 mg/dL
		LDH	632 U/L		
Neutro	8.1 %	γ-GTP	31 U/L		
Eosino	0.6 %	BUN	71.2 mg/dL		
Baso	0.0 %	Cre	3.21 mg/dL		
Mono	1.3 %	尿酸	13.1 mg/dL		
Lymph	エラー %	Ca	14.1 mg/dL		

CQ1: 採血結果から何を疑うべきか？

CQ2: 血液像では芽球ではなく，特殊な核を持った異形リンパ球の増加を認めた．疾患は何か？

CQ1: アンサー

採血結果で白血球増加，貧血，血小板減少を認め，LDH も著増しているので基本的に急性白血病を疑うデータである．

特徴的なデータは高カルシウム血症を伴っていること．これによると思われる腎不全がある．

高カルシウム血症を起こす有名な腫瘍の一つに ATLL がある．本症例は多発性骨髄腫や形質細胞白血病を疑うデータではなく，ATLL や急性リンパ性白血病を疑う患者である．

CQ2: アンサー

芽球ではなく，花弁状の核を持ったフラワーセルが増えていたため，ATLL と判断し，サザンブロットなどを提出した上で，治療介入をする必要がある．

その後の臨床経過

HTLV-I サザンブロットを提出し，**生理食塩水を 3L/day の投与を行い，カルシトニン製剤，ステロイドの投与**を行ったが，効果に乏しく，患者の家族と相談し mini-CHOP をまず行った．**mini-CHOP で腫瘍崩壊症候群**を起こし，挿管・全身管理を行ったが，1 週間程度で抜管し，意識状態や腎機能も回復した．しかし，2 週間程度で再び白血球が増加し，病状の再燃があった．この頃サザンブロットで ATLL と確定診断した．パフォーマンスステータス（PS）4 ということもあり，モガムリズマブなど単剤の抗がん剤で治療を行ったが，死亡退院となった．

追記

ATLL の特徴として制御性 T 細胞の腫瘍性疾患のため，この疾患自体が易感染状態にあり，感染リスクが高い疾患であることがある．もう一つはこの疾患が抗がん剤耐性を獲得しやすいことである．mLSG15（VCAP/AMP/VECP 療法）は 8 種類の抗がん剤を繰り返す治療だが，3 コースで耐性を獲得されたこともある．若年者は造血幹細胞移植ができる施設で，タイミングをみて速やかに移植を行うことで長期生存が期待できる難治性の疾患である．

症例5 20代・男性

【主　訴】嘔気
【現病歴】会社の駅伝チームに所属しており，最近練習についていけないことを自覚していた．１週間前からの吐き気があり近医を受診．制吐剤を処方されたが改善がなく，当院内科を受診．血液検査で白血病が疑われ紹介．
【既往歴】なし

血液検査結果

血算		生化学			
WBC	8900 /μL	TP	8.1 g/dL	CRP	0.23 mg/dL
Hb	7.9 g/dL	Alb	3.6 g/dL		
MCV	89.1 fL	T-Bil	1.2 mg/dL		
PLT	6.3×10^4 /μL	AST	85 U/L		
Ret	3.4 ‰	ALT	23 U/L		
		LDH	429 U/L		
Neutro	15.1 %	γ-GTP	31 U/L		
Eosino	1.4 %	BUN	26.1 mg/dL		
Baso	71.0 %	Cre	1.31 mg/dL		
Mono	6.3 %	尿酸	8.6 mg/dL		
Lymph	6.2 %	Ca	12.1 mg/dL		

CQ1: 吐き気の原因は何が考えやすいか？

CQ2: 血液像では芽球が75％であった．血液検査の結果から何が疑われるか？

JCOPY 498-22542

CQ1: アンサー

吐き気の原因は高カルシウム血症である．難治性の吐き気の中に電解質異常があることは常に念頭におく必要はある．この患者は歳が若く，腹痛などの症状もなく，単純写真やCTでも大きな異常はなかった．

この患者とは異なるが一般内科の外来で嘔気の原因が低ナトリウム血症で，その原因が肺小細胞癌による抗利尿ホルモン不適合分泌症候群（SIADH）だった患者なども経験した．難治性の吐き気で腹部症状がない患者は電解質異常を常に考えるべきである．

CQ2: アンサー

急性リンパ性白血病を疑う．急性リンパ性白血病は貧血が進行しているケースが多く，血液中・骨髄中の芽球は発症時に多い傾向がある．

そして高カルシウム血症をきたす可能性は急性骨髄性白血病では高くないが，急性リンパ性白血病では私個人の経験でも数症例おり，少なくはない．このパターンでくるのであれば急性リンパ性白血病を疑ってよいと思われる．

その後の臨床経過

若年の急性リンパ性白血病が疑われたため，自宅近くの移植可能な施設へ転院とした．紹介先より急性リンパ性白血病の診断で治療を開始した旨の連絡があった．

COLUMN 吐き気のある人

10年以上前の話ですが，嘔気を主訴にきた患者で高カルシウム血症以外にも原因は不明だがSIADHで低ナトリウム血症になっていた患者，統合失調症の水中毒（Na 100mEq/Lを2回みました）など電解質異常で嘔気……という患者を何回か経験しました．全員に採血を行うことはないですが，ウイルス性の急性胃腸炎では原因は何であれ6日以内に症状が改善・消失するとされております．患者には吐き気が1週間以上持続したらおかしいということで持続した場合は必ず受診するよう伝えるようにしています．

本章のまとめ

◆骨病変・睡眠に影響のあるような骨痛がある場合

- 免疫グロブリンを提出し，正常免疫グロブリンの低下があれば多発性骨髄腫を疑う
- 肺癌，乳癌など骨転移の多い腫瘍があるかは確認する
- 発熱などがある場合，化膿性脊椎炎などの疾患も鑑別にあがる

◆高カルシウム血症があり貧血などがある患者

- おそらく多発性骨髄腫・急性リンパ性白血病・ATLL などのリンパ系腫瘍の可能性が高い
- 正常免疫グロブリンの低下があれば骨髄腫を，末梢血液中に腫瘍細胞がいるなら他のリンパ系腫瘍を疑う
- いずれにせよ緊急事態のため，速やかに血液内科に紹介する

COLUMN

夜も眠れない腰痛

腰痛にもいろいろな痛みがありますが，担がん患者で夜も眠れない腰痛をみたら骨転移を疑えというのがあります．夜も眠れないほどの痛みであれば，腫瘍・炎症などいろいろあると思いますが，大きな疾患が隠れている可能性があるので，精査が必要と思います．

JCOPY 498-22542

CHAPTER 15:

凝固異常を疑う深部出血の患者の鑑別について

関節内出血や筋肉内出血などの深部出血は多くの場合は凝固系の異常・線溶系の異常で生じる．多くの場合は PT 活性・APTT 活性から鑑別を進めていく．

ここでもう一つ凝固異常を疑う必要があるのが，外傷時や手術時の止血困難や後出血，女性の月経過多であり，精査を行うと何かの診断がつくことがある．

PT 活性，APTT 活性を中心にフィブリノゲン，血小板数，D-dimer や FDP などから鑑別を進めていく．

血小板減少がある患者についてはすでに述べており，ここでは凝固系の異常，特に APTT と PT の異常から何を考え，どの段階で血液内科に相談するべきかを記載する．

一番重要なものは APTT 延長，PT 正常パターンである．この中には後天性血友病，先天性血友病，von Willebrand 病（VWD），後天性 von Willebrand 症候群がある．軽症の血友病や VWD は一般臨床の中に紛れており，調べると見つかるということもある．

PT が延長している場合は APTT も延びているかどうかも含めて播種性血管内凝固（DIC）やビタミン K 欠乏症（ワルファリンなど含む）を考えればよい．

PT も APTT も正常な場合は第 XIII 因子欠乏と線溶系異常（α2PI を測定）すればよいが，稀だと思われる．

最後に凝固系異常ではあるが，日本人の 1.8％にプロテイン S などの異常で過凝固になる患者もいるので，若年の血栓症も精査を検討する．

症例1 40代・女性

【主　訴】抜歯後止血困難
【現病歴】近医歯科で抜歯を行ったところ，止血困難になり口腔外科に紹介．採血で軽度のAPTT延長があり，当科に紹介．過去に出血や止血困難のエピソードはなかった．
【既往歴】なし

血液検査

血算		生化学			
WBC	5900 /μL	TP	6.8 g/dL	CRP	0.10 mg/dL
Hb	12.3 g/dL	Alb	4.2 g/dL	フェリチン	227.2 ng/mL
MCV	94.2 fL	T-Bil	0.3 mg/dL	PT-INR	1.01
PLT	29.1×10⁴ /μL	AST	25 U/L	APTT	39.5 sec
Ret	12.1 ‰	ALT	23 U/L		(cont 24-34)
		LDH	158 U/L	D-dimer	0.4 μg/mL
Neutro	51.5 %	γ-GTP	13 U/L		
Eosino	0.7 %	BUN	11.2 mg/dL		
Baso	0.2 %	Cre	0.54 mg/dL		
Mono	5.2 %	尿酸	3.2 mg/dL		
Lymph	42.4 %				

CQ1: この患者で止血困難を起こしている原因は何を考えるか？

CQ2: 原因精査のための検査に何を行うべきか？

JCOPY 498-22542

CQ1: アンサー

抜歯後の止血困難のために紹介となった患者である．仮に血液内科でなく，内科で対応したとしても凝固系は確認すると思われる．今回は軽度の APTT 延長があり，これをどう考えるかが重要である．

O 型の患者は von Willebrand 因子が 70～80%に低下しており，少し出血傾向が目立つこともあるが，持続することは通常はない．念頭におくべき疾患は先天性・後天性の血友病と von Willebrand 病である．APTT の延長がなければ第 XIII 因子欠乏などを念頭におく必要がある．

CQ2: アンサー

まず，後天性凝固因子欠乏症を否定するための簡易検査としてクロスミキシングテストを行うが，クリニックでは難しいため，出血が目立たないのであれば凝固因子第 VIII, IX 因子と von Willebrand 因子活性を確認する．血液内科のない病院で，ある程度対応が必要な病院であれば，インヒビターの確認も同時に行えばよい．

その後の臨床経過

凝固因子などを確認したところ，凝固第 VIII 因子の活性が 16%と低下していた．インヒビターは確認されず先天性血友病 A の軽症と診断した．

COLUMN

クロスミキシングテスト

クロスミキシングテストとは正常血漿と患者血漿をそれぞれの比率で混ぜ合わせ APTT 活性がどうなるか確認するものです．通常は正常な血漿が少量でも加わると APTT は正常化していきます．先天性血友病 A のクロスミキシングテストの一例を示します．

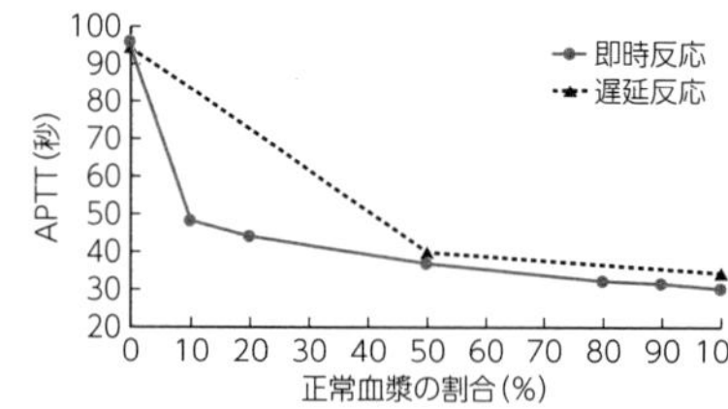

(後天性血友病 A 診療ガイドライン作成委員会．後天性血友病 A 診療ガイドライン 2017 年改訂版．東京: 日本血栓止血学会; 2018. p.722.)

症例2　70代・女性

【主　訴】筋肉内・関節内出血
【現病歴】2週間前から筋肉内出血があり近医整形外科を受診. 打撲として経過観察を指示された. その後も関節内出血・筋肉内出血が増加し, かかりつけの内科を受診したところ血液疾患が疑われ当科を紹介.
【既往歴】糖尿病　内服治療中

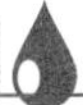

血液検査

血算		生化学			
WBC	9900 /μL	TP	5.8 g/dL	CRP	7.10 mg/dL
Hb	7.3 g/dL	Alb	3.2 g/dL	フェリチン	427.2 ng/mL
MCV	84.5 fL	T-Bil	0.9 mg/dL	PT-INR	1.16
PLT	39.2×10^4 /μL	AST	15 U/L	APTT	60.5 sec
Ret	29.1 ‰	ALT	13 U/L		(cont 24-34)
		LDH	223 U/L	D-dimer	8.4 μg/mL
Neutro	81.5 %	γ-GTP	16 U/L		
Eosino	0.1 %	BUN	21.2 mg/dL		
Baso	0.4 %	Cre	0.74 mg/dL		
Mono	5.2 %	尿酸	4.2 mg/dL		
Lymph	12.8 %				

CQ1: 注目するべき検査所見は何か？

CQ2: 診断のため行うべき検査は何か？

JCOPY 498-22542

CQ1: アンサー

APTT の単独延長にまず注目する．D-dimer の上昇もあるが，PT と APTT に乖離があり，出血に対して止血機構が働いているためにD-dimerが上昇していると考えられる．APTT の単独延長であり，出血傾向が強いことから，まず後天性血友病を念頭に精査を開始する必要がある．

後天性血友病は稀な疾患というだけでなく，出血死のリスクが約 10%とされており，治療開始後も合併症のリスクが比較的高い．血液専門医が対応すべき疾患のため，出血傾向が強く，APTT が単独延長している場合は，血液内科に紹介でよいと考える．

CQ2: アンサー

血液専門医が介入する場合は，クロスミキシングテストを行いつつ，第 VIII, IX 因子とそのインヒビターを中心に検査を行う．本症例では第 VIII 因子活性 2.3%，第 VIII 因子インヒビター　6.5 ベゼスダ，クロスミキシングテスト陽性であり，後天性血友病 A と確定診断した．

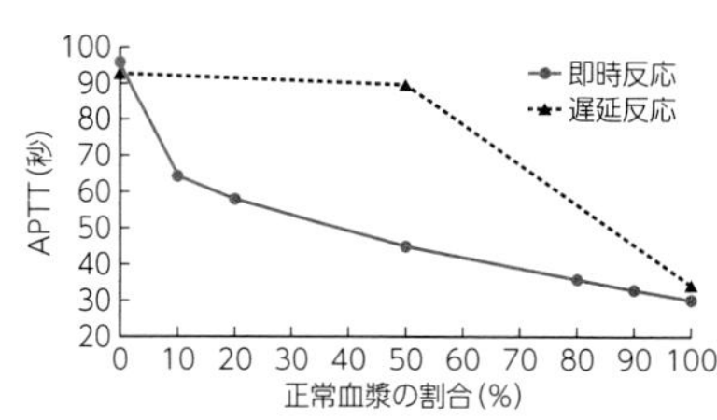

(後天性血友病 A 診療ガイドライン作成委員会. 後天性血友病 A 診療ガイドライン 2017 年改訂版. 東京: 日本血栓止血学会; 2018. p.722.)

その後の臨床経過

後天性血友病 A の診断でステロイドを加えたが，改善効果が弱くシクロホスファミドの内服も追加した．1 週間程度で病状は改善に向かい，寛解となったためそれぞれの内服を漸減・中止している．

症例3 70代・男性

【主　訴】APTT 延長精査

【現病歴】腰痛のため整形外科に紹介となった患者．脊柱管狭窄症の診断で精査を行い，手術を検討されている．術前検査で APTT の延長を指摘され，精査のため紹介となった．過去に出血傾向はなく，現時点でも自覚症状のある出血はない．

【既往歴】抜歯　4回

10年前　前立腺癌：手術＋ホルモン療法

 血液検査

血算		生化学			
WBC	6200 /μL	TP	7.6 g/dL	CRP	0.11 mg/dL
Hb	12.3 g/dL	Alb	4.3 g/dL	フェリチン	227.2 ng/mL
MCV	94.5 fL	T-Bil	0.4 mg/dL	PT-INR	1.02
PLT	19.2×10^4 /μL	AST	25 U/L	APTT	78.3 sec
Ret	19.1 ‰	ALT	23 U/L		(cont 24-34)
		LDH	127 U/L	D-dimer	0.2 μg/mL
Neutro	63.2 %	γ-GTP	46 U/L		
Eosino	2.4 %	BUN	15.3 mg/dL		
Baso	1.4 %	Cre	0.54 mg/dL		
Mono	8.2 %	尿酸	3.2 mg/dL		
Lymph	24.8 %				

CQ1: 病歴で確認すべきものは何か？

CQ2: 鑑別を進めるために実施する検査は何か？

CQ3: 今後，注意すべきものは何か？

CQ1: アンサー

APTT 延長があり，出血傾向が明らかではない．真に APTT が延長しているならば出血傾向が目立つようになるので，おそらく抗リン脂質抗体症候群（APS）と思われる．それを確認するために，病歴で手術や抜歯の既往があるため，出血のエピソードや検査値異常の指摘があったかなどの病歴を確認する必要がある．

CQ2: アンサー

病歴を確認し，先天性血友病などの可能性は低いと考えるが，第 VIII，IX 因子活性やインヒビター，クロスミキシングテスト，von Willebrand 因子活性などを確認する必要がある．また，今回は APS 疑いのため，ループスアンチコアグラントなどの抗リン脂質抗体はあると思われる．抗核抗体や抗カルジオリピン抗体などの検査を行う．

CQ3: アンサー

APS の診断基準は 12 週以上あけて抗リン脂質抗体が陽性になることと，臨床症状が必要だが，臨床症状の出現はセカンドヒットとよばれるきっかけが必要である．一般には喫煙，長期臥床，外傷，妊娠，経口避妊薬，ホルモン補充療法，悪性腫瘍，ネフローゼ症候群，高血圧，脂質異常症などがあげられている．このセカンドヒットのうちの外傷に手術が該当する可能性があり，手術を契機に血栓症を発症する患者がいる．12 週以内に陰性化する可能性も考慮して，手術を少し延ばすことや明確なエビデンスはないが低用量のアスピリンの内服を検討するのも重要である．なお，APS の血栓症は欧米人では動脈血栓と静脈血栓は頻度が同じとされているが，日本人は動脈血栓（脳梗塞など）が多いため，アスピリンでの予防を最初は検討してよいと思われる．ただし，静脈血栓を起こすか否かは不明のため，下肢静脈血栓症の有無は確認するべきである．

その後の臨床経過

精査の結果，ループスアンチコアグラントが 3 ヶ月後も陽性であり，APS と確定診断した．手術適応もあり，術後の悪化（血栓症発症，血小板減少）も警戒していたが，起こらなかった．

症例4　70代・女性

【主　訴】血小板減少精査
【現病歴】脳出血のため救急搬送された患者．手術前の血液検査で血小板3.7万/μL，PT/APTTの延長を認めたため，精査のため紹介．
【既往歴】胃癌　1年前に手術

血液検査

血算		生化学			
WBC	3200 /μL	TP	6.6 g/dL	CRP	3.52 mg/dL
Hb	10.3 g/dL	Alb	3.2 g/dL	フェリチン	327.2 ng/mL
MCV	104.5 fL	T-Bil	1.9 mg/dL	PT-INR	1.78
PLT	3.2×10^4 /μL	AST	55 U/L	APTT	48.2 sec
Ret	8.9 ‰	ALT	43 U/L		(cont 24-34)
		LDH	321 U/L	フィブリノゲン	187 mg/dL
Neutro	53.9 %	γ-GTP	86 U/L	D-dimer	8.9 μg/mL
Eosino	5.8 %	BUN	25.3 mg/dL		
Baso	0.2 %	Cre	0.94 mg/dL		
Mono	5.2 %	尿酸	8.4 mg/dL		
Lymph	34.9 %				

CQ1: 注目するべき検査結果はどれか？

CQ2: 疑わしい病態は何か？

CQ1: アンサー

注目するべき検査結果は血小板減少とPTを含めた凝固系の延長である．PTの延長もあるため，薬剤性でなければDICやビタミンK欠乏，肝硬変などを考えたい．アルブミン低下，肝酵素上昇などもあり，肝硬変という可能性もあるが，血小板減少が肝硬変にしては高度な印象がある．また，胃癌でフォローアップされていたこと，1年前に手術を受けることが可能な止血能があったことを考えると，急激に悪化してきた可能性が高い．

CQ2: アンサー

病態として疑わしいのはDICである．凝固系マーカーのD-dimerやFDPは出血後であれば上昇してもおかしくはないが，DICで上昇している可能性がある．原因として感染症や出血などの他に，腫瘍によるものもある．今回は胃癌の術後1年というのはポイントである．

その後の臨床経過

血小板数だけでなく，他の血球も下がっていることから精査を兼ねて骨髄穿刺を施行した．骨髄中にはPAS染色陽性の非血液細胞を認め，印環細胞癌が疑われた．前医の病理検査とも合致したため，胃癌の全身転移（骨髄，肝臓）によるDICとそれによる脳出血と診断した．以後は緩和ケアとなった．

追記

ここまで激しいものは少ないが，数ヶ月に1回くらいは血小板減少症の中に固形がんの転移によるDIC症例が紛れている．乳癌，肺癌，胃癌，前立腺癌など様々な癌腫で起きているため，担がん患者で血小板減少が急にきたときに，DICマーカーは念のため確認するべきである．抗がん剤治療中の血小板減少でマーカーの悪化があれば原疾患によるDICという可能性もある．

症例5 40代・男性

【主　訴】右下腿浮腫
【現病歴】右下腿浮腫のため，内科を受診し，下肢静脈血栓症の診断で直接作用型経口抗凝固薬（DOAC）を内服中の患者．若年発症のため，基礎疾患の有無の相談のため紹介．中肉中背で，肥満はなく，活動性も高い．過去に入院を要するような疾患はなかったとのこと．
【既往歴】なし
喫煙歴なし

血液検査

血算		生化学			
WBC	4500 /μL	TP	7.6 g/dL	CRP	0.28 mg/dL
Hb	16.3 g/dL	Alb	4.2 g/dL	フェリチン	122.8 ng/mL
MCV	89.5 fL	T-Bil	0.3 mg/dL	PT-INR	1.28
PLT	21.2×10^4 /μL	AST	25 U/L	APTT	32.2 sec
Ret	10.9 ‰	ALT	23 U/L		(cont 24-34)
		LDH	171 U/L	フィブリノゲン	245 mg/dL
Neutro	61.9 %	γ-GTP	21 U/L	D-dimer	0.7 μg/mL
Eosino	2.8 %	BUN	15.1 mg/dL		
Baso	0.5 %	Cre	0.72 mg/dL		
Mono	6.2 %	尿酸	6.2 mg/dL		
Lymph	28.6 %				

CQ1: 基礎疾患として何を調べるべきか？

CQ2: DOAC・ワルファリンを内服していた場合は何に注意するべきか？

JCOPY 498-22542

CQ1: アンサー

血栓症のリスク因子は様々なものがあるが，がん患者や直近の手術歴，肥満，炎症，心疾患や肺疾患，喫煙，APS などの疾患，外傷，薬剤性（ピル，エストロゲンモジュレーターを含む）などをまず考える．ただ，40 歳代という若年で発症し，明らかな原因がみえない．その場合，注意するべきは家族歴の有無と血栓素因になる．

CQ2: アンサー

本患者では血栓素因の有無を確認するべきである．アンチトロンビンIII活性や，プロテイン C，プロテイン S の活性を確認する必要がある．ワルファリン内服中の場合は，プロテイン C やプロテイン S がビタミン K 依存性の産生のため，値が低下する可能性がある．これはピルやエストロゲンモジュレーターも同様で，エストロゲン刺激によりプロテイン S やプロテイン C の産生が低下し，血栓傾向になるといわれる．もう一つはよく知られているように，ワルファリンを開始するときに一過性に過凝固になる．これはプロテイン S や C の産生低下によるものだが，プロテイン S 欠乏などの患者では電撃性紫斑病様の激しい出血壊死が生じることもあるとされているため，注意が必要である．

DOAC の場合はプロテイン S や AT-III 活性は偽高値になることが知られており，注意が必要である．

その後の臨床経過

本患者はプロテイン S が 38%と低下しており，プロテイン S 欠乏症のある患者と思われた．家族歴は明らかなものはなかった．凝固異常を専門にしている大学病院への紹介とした．

本章のまとめ

◆APTT 単独延長がある場合

- 出血傾向があれば先天性・後天性の血友病・VWD を考える
- 軽度の APTT 延長は軽症の先天性血友病などを念頭におく
- APTT 単独延長で出血傾向が強い場合，後天性血友病を念頭に速やかに血液内科に紹介する
- APTT 単独延長で出血傾向がない場合は，APS を念頭に血液内科や膠原病内科に紹介する

◆PT 延長がある場合

- 薬剤性，肝硬変，DIC でほとんどの場合は診断可能である
- 血液内科に送る必要のない疾患が多いため，可能な範囲で検索するか，内科で全身検索をかけてもらえると血液内科は助かる

◆若年の血栓症の患者は

- プロテイン S の異常など過凝固になる先天性異常を念頭において血液内科（可能であれば凝固の専門）に紹介する

COLUMN

血液内科に相談のある APTT 延長の中で

出血傾向があれば凝固因子欠乏（先天性・後天性血友病など），出血傾向がない場合は APS でほとんど間違いありません．ちなみに O 型は von Willebrand 因子が他の血液型より低いので，少し APTT が延びていることはあります．

JCOPY 498-22542

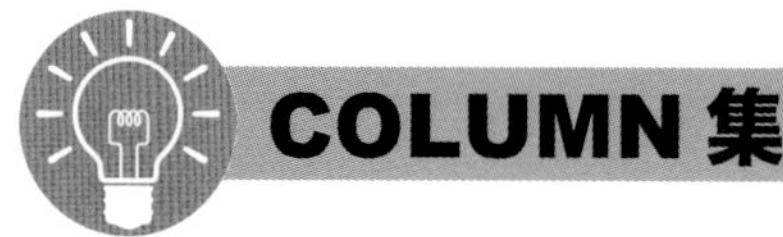

網状赤血球の測定（関連 chapter 1, 2, 5）

開業医の先生の中には貧血で紹介時に網状赤血球も測ってくださる先生がたまにいらっしゃいます．それがあるだけで最初の方向性が見えてくるので，血液内科医としてはすごくありがたい検査です．

クームス陰性自己免疫性溶血性貧血（関連 chapter 5）

自己免疫性溶血性貧血（AIHA）の診断は「クームス試験」が陽性というのが重要な所見です．ただ，この 5〜10％にクームス陰性 AIHA というものがあります．他の疾患が否定的でステロイドに反応がある場合は，クームス陰性 AIHA という判断をします．内科医としてクームス試験を行って，予測外に陰性という場合はこういうこともあり得ます．

汎血球減少もエリスロポエチン（関連 chapter 7）

貧血の鑑別にエリスロポエチン（EPO）と書きましたが，汎血球減少でも EPO は役立ちます．骨髄異形成症候群（MDS）であればネスプ®の適応があるか，再生不良性貧血ならば EPO が高値のことが多いので参考データになります．

エルトロンボパグ（関連 chapter 7, 8）

エルトロンボパグ（EPAG）はトロンボポエチン受容体作動薬で造血幹細胞の刺激と巨核球系の刺激の 2 つがあり，造血幹細胞を増やす狙いで再生不良性貧血に，血小板を増やすために特発性（免疫性）血小板減少性紫斑病（ITP）で用いられます．もし，内服中の患者をみることがあった場合，食事や下剤などの薬剤の影響で吸収効率がかなり低下するので，気にしておくとよい薬剤です．

薬剤性血小板減少症のメカニズム（関連 chapter 8）

薬剤性の血小板減少症（DITP）のうち通常の抗がん剤は殺細胞効果で巨核球が減少するため，回復までに一定期間がかかります．ボルテゾミブは血小板の放出抑制です．抗菌薬はハプテン型が多く，NSAIDs はキニン型ですがいずれも薬物が体内から消えたら改善します．金製剤が 1％で自己抗体を作って ITP を起こす（薬をやめても血小板減少が持続）のと，未分画ヘパリンに多い HIT は押さえておいてください．

● ITP に対してのピロリ菌除菌（関連 chapter 8）

ITP に対してヘリコバクター・ピロリの除菌が 40%程度で血小板を回復させることが知られています．この報告通りになっているのは日本とイタリアです．国によって効果は乏しいとしています．調べていないのですが，ピロリ菌のタイプが違うことが原因かもしれません．改善する人と改善しない人でピロリ菌の何が違うのか気になるところです．

● 腎臓内科であまり出されない血清免疫固定法（関連 chapter 13）

多発性骨髄腫で起こる急性腎不全はベンス ジョーンズ蛋白（BJP）による骨髄腫腎がほとんどです．剖検では骨髄腫細胞の直接浸潤の話もありますが，確かに BJP 陽性の患者以外でみたことはないです．BJP は軽鎖の二量体ですので尿中に排泄される量が多く，血清に止まる量は少ないです．そのため尿蛋白で確認されているのはよくわかりますが，BJP 型骨髄腫ではなく，IgA や IgG, IgD 型骨髄腫の BJP 陽性ということも多いですので，血清の免疫固定法も行うとよりありがたいです．

● MGUS と思いきや（関連 chapter 13）

M 蛋白は monoclonal な抗体なわけですが，免疫グロブリンが正常範囲の場合は MGUS（意義不明の単クローン性免疫グロブリン血症）でよいと思います．IgG が上昇しているケース，特に汎免疫グロブリン増加があり，M 蛋白も陽性であったケースで何回か固形がんがあったことがあります（肺癌，悪性中皮腫，乳癌など）．骨髄腫ではないため，固形がんの治療を優先していただき，結局どうなったかわからない人ばかりなのですが，もしかすると反応性（腫瘍細胞に対する？）の M 蛋白というのもあるのかもしれません．

● 成人 T 細胞白血病・リンパ腫（関連 chapter 12, 14）

成人 T 細胞白血病・リンパ腫（ATLL）は予後不良のリンパ系腫瘍ですが，九州に多いとされながらも 1 年に 1 人くらいは血液内科のある病院で見つかる疾患だと思います．私も当院に来てすでに 3 人診断しているので，そのくらいのペースだと思われます．高カルシウム血症をはじめ，さまざまな症状を呈してきます．この疾患は緊急性が高いので，高カルシウム血症の鑑別の 1 つに ATLL も含んでおくとよいと思います．

● 高齢者の血球減少（関連 chapter 7）

加齢に伴い健常人でも血液疾患に関連するような遺伝子異常が起きることがわかってきており，CHIP（clonal hematopoiesis of indeterminate potential）とよばれています．血球減少が出てきている患者はおそらく CHIP はあるはずです．なお, MDS や急性骨髄性白血病（AML）に進行するのは CHIP の 0.5〜1.0%といわれているので，慌てる必要はないと思いますが，少し下がってきている患者はそのうち基準を満たすかもと考えて経過を見るのは重要かもしれません．なお，健常人の中で 50 歳未満は 1%未満，65 歳以上で 10%, 80 歳以上で 50%は CHIP があるとされています．

● JAK2 遺伝子と腎障害（関連 chapter 10）

JAK2 遺伝子のある患者では長期経過で腎機能が悪化することが順天堂大学から報告されました．その原因は腎臓の線維化などを起こしている可能性も示されております．腎障害のある患者さんで血小板増加があったり，末梢血に芽球が出てきたりして相談を受けることもあります．そんな目で見てみたら,「あっ」と気がつくことがあるかもしれません．

● 骨髄増殖性腫瘍と肺高血圧症（関連 chapter 10）

骨髄増殖性腫瘍（MPN）はいろいろな合併症が実は報告されていて，肺高血圧症もあるといわれています．MPN の中でも原発性骨髄線維症（PMF）が肺高血圧症を起こしうることがいわれています．骨髄の線維化をきたすというのはおそらく他の臓器の線維化にもつながり，さまざまな症状を起こしているのかもしれません．肺高血圧症はおそらく循環器内科でみられているかと思いますが，おかしいなと思った場合に一度血液内科に相談というのも必要かもしれません．

● 各診療科との連携

血液内科では心機能障害を起こしうる抗がん剤，腎障害や肝障害などを起こす薬剤を使うことが多いです．また，診断や合併症の管理など神経内科，外科，整形外科，形成外科，耳鼻咽喉科，口腔外科などさまざまな診療科と連携しています．血液内科だけが強くてもよい医療はできず，全ての診療科のお世話になっていると思っています．

● 血液内科と腎臓内科

腎臓内科の先生にはいろいろお世話になることが多く，腫瘍崩壊症候群が起きた時や骨髄腫腎などで透析を行っていただいたり，薬剤性腎障害などでお世話になったりすることもあります．血栓性血小板減少性紫斑病（TTP）などで血漿交換をすることもあります．

● 血液内科と循環器内科の連携

循環器内科との連携はcardio-oncology分野として心不全などの相談をしたり，チロシンキナーゼ阻害薬など末梢動脈閉塞性疾患（PAOD）などで相談したりすることもあります．循環器内科の先生が「なんとかします」と言ってくれると，血液内科としても安心して抗がん剤治療に入ることができます．ありがたく思っております．

● 血液内科と呼吸器内科の連携

高齢者が多くなった血液疾患の患者では慢性閉塞性肺疾患（COPD）や間質性肺炎などを持っていることも多々あります．また，治療による間質性肺炎やMDSなどでは器質化肺炎を合併するなど呼吸器の先生と相談することも多いです．縦隔リンパ節を経気管支鏡的に生検してくれるのは本当にありがたく思います．現在当院ではそれができないので，今までのありがたみを本当に実感しております．

● 血液内科と外科系の連携

治療中にさまざまな合併症が起きることもあります．外科の先生が相談したことに対して対応してくれる場合，血液内科も安心してさまざまな治療ができ，ありがたく思っております．他にも診断のためのリンパ節生検や脾臓摘出術などいろいろなところでお世話になっております．もちろん，外科からリンパ腫だったという相談やMDSをはじめとした各種疾患の相談もあります．

● 血液内科と整形外科の連携

整形外科との連携で一番多いのは多発性骨髄腫だと思いますが，他にもさまざまな骨病変を伴う患者で相談させていただいております．他にも整形外科的な合併症なども高齢者では多いです．特に骨髄腫の患者の椎体固定や骨セメントなど，いつもありがたく思っております．

● 血液内科と形成外科・耳鼻科・口腔外科との連携

形成外科や耳鼻咽喉科の先生にはリンパ節生検をはじめとした悪性リンパ腫の診断の過程でよくお世話になっております．他にも口腔外科では口腔衛生評価や口腔衛生管理などお世話になっております．当院の口腔外科は全ての抗がん剤治療患者の管理をしてくれますので，ありがたいです．

● 血液内科と眼科との連携

眼科の先生と連携するのは合併症の時が多いのですが，カンジダの血流感染やサイトメガロウイルス（CMV）感染など目の合併症では血液内科で診断するのは難しく，眼科の先生に相談するほかありません．いつもお世話になり，ありがたく思っております．

血液内科と内分泌・糖尿病内科との連携

血液内科の治療ではステロイドを用いることが多いので，お世話になることもあります．私はステロイド糖尿病の管理は自分で調整することが多いのですが，お願いすることもあります．他にも内分泌疾患を合併するケースでは連携することも多いです．橋本病でMALTリンパ腫が発生して相談を受けることもあります．

血液内科と消化器内科との連携

消化器内科では上部・下部内視鏡検査で診断をつけていただいたり，合併症の対応をしていただいたり，いろいろお世話になることが多いです．特に胆道系を閉塞する腫瘍などではERCPでステントを留置していただくことで，患者さんにきちんとした治療を行うことができます．消化器内科で診断されるケースも多いと思いますが，いろいろなところで助けていただいております．

血液内科と在宅診療医との連携

在宅診療を行ってくださる先生とは高齢者では特に連携が多いです．当院の緩和ケア科ではありがたいことに輸血などの対応もしていただけるので，お任せすることも多いですが，遠方になると「当院に通院可能なうちは輸血などを行うが，通院できないADLになったら延命のメリットが乏しいとして看取り」というような連携をすることがあります．看取りの連携でなくとも，家で過ごすことが多いような高齢者では在宅の先生との連携が非常に重要になっております．

血液内科と緩和ケア科との連携

最終的に血液疾患であっても抗がん剤治療のメリットがなくなれば緩和ケア科の先生がいらっしゃると連携ができます．当院は緩和ケア科がしっかりしているので，お願いをすると輸血も含めて対応していただけます．緩和ケア科の先生にはお願いするばかりで心苦しいのですが，すごく助かっております．

血液内科と皮膚科の連携

皮膚科もいろいろとお世話になる診療科です．薬疹で困ることがありますし，皮膚のリンパ腫，血管内リンパ腫のランダム皮膚生検などでも．ATLLなども皮膚病変が多く，初診が皮膚科のこともあります．移植施設ではGVHDなども対応していただいていると思います．皮膚のリンパ腫をやっている施設ではお互いのエリア分けもあるかと思いますが，皮膚科の先生にはよくお世話になります．

● 性腺機能障害と婦人科・泌尿器科・生殖器科

CHOP 療法や普通の白血病の治療では性腺機能障害の不妊は少ないとされますが，放射線治療や性腺機能障害の強い薬（プロカルバジンなど）が入ると不妊のリスクがグッと上がります．このようなときに卵子保存や精子保存が必要になります．また，早発閉経などの問題が起きることもあり，婦人科などとの連携もよくあります．泌尿器科・婦人科領域の腫瘍の手術に際して血液疾患も見つかるということもたまにあり，精巣原発びまん性大細胞型 B 細胞リンパ腫などは泌尿器科から紹介いただくことが多い疾患です．

● 輸血をした際に

輸血副作用について一度 1 年間に限ってカルテで徹底的に見直したことがありますが，副作用報告は本当に少ないです．アレルギーや発熱などの軽微な副作用は報告されていないことが多いです．血小板輸血でアレルギー反応が起きる場合，患者がなんらかの血漿蛋白を持っていなくてアレルギーを起こしていることが多く，頻発するのでそういう患者は注意が必要です．

● 生存曲線を見ながら

生存曲線は患者の経過を推測する上で重要です．血液疾患の今の治療法については『生存曲線で考える 血液内科外来診療』で書きましたが，治療法が変われば生存曲線が変わります．常に知識をアップデートしていないといけないなと考える今日この頃です．

索　引

■ た行

■ な行

■ は行

■ ま行

■ や行

■ ら行

■ 数字

■ A

■ B

■ C

■ D

■ E

■ F・G

■ H

■ I

■ J・L

■ M

■ P

渡邉純一（わたなべ じゅんいち）

2004 年　防衛医科大学校卒業
陸上自衛隊幹部候補生学校卒業後，防衛医大研修医，部隊勤務，後期研修医，医学研究科，陸上自衛隊第 5 旅団医務官などを経て，2018 年から 2020 年 7 月まで埼玉医科大学総合医療センター血液内科，2020 年 8 月より現職

資格：医師，医学博士

内科学会認定内科医，総合内科専門医，血液内科専門医，輸血細胞治療学会認定医，造血細胞移植認定医，JMECC インストラクター，ICLS インストラクター，ICLS ディレクター，Infection Control Doctor

検査値と CQ でわかる
非専門医のための血液疾患ワークブック　©

発　行　2023年9月5日　　1版1刷

著　者　渡　邉　純　一

発行者　株式会社　中外医学社
　　　　代表取締役　青木　　滋

〒162-0805　東京都新宿区矢来町 62
電　　話　(03) 3268-2701(代)
振替口座　00190-1-98814 番

印刷・製本／三和印刷(株)　　＜MM・YS＞
ISBN978-4-498-22542-8　　Printed in Japan